GEWOON ANI

GEWOON ANDERS.

Een vurig pleidooi voor een ongewone gang van zaken

BORGERHOFF & LAMBERIGTS

Prof. Dr. **MARC NOPPEN** CEO UZ Brussel

INHOUD

7   Voorwoord

9   **HET WAAROM VAN HET TOEVAL**

11 Het georganiseerde toeval
14 De vraag is: waarom?
22 De zin van een zinloos bestaan
29 Machines die ping zeggen
35 Geen silo's, maar pizza's
39 Eerst de mensen, dan de cijfers
44 Wat heeft 2020 mij geleerd?

51 **HET ZIEKENHUIS ALS OORLOGSZONE**

53 De wetten van het crisismanagement
60 Covid slaat een tweede keer toe
64 Quality is in da house

73 **DE WORSTELENDE OVERHEID**

75 Het onmogelijke trilemma van covid
83 Hoe goed overleg leidt tot slechte beslissingen
92 De angst voor het tweede spuitje
101 Een kwestie van vertrouwen

109 WAAR WE NAARTOE MOETEN

- 111 De avonturen van een rare bastaard
- 115 Hoe ontwar je de Belgische knoop?
- 122 Een overheid waarop je kunt vertrouwen
- 128 Een staatshervorming voor de zorgsector
- 136 De diagnose van de ziekenzorg
- 143 Een vermijdbaar businessmodel
- 154 Hoe goed is onze zorg? Wel, euh...
- 158 Een gezonde financiering voor de beste zorg

165 LESSEN VOOR DE TOEKOMST

- 167 Gewaarschuwd, maar niet voorbereid
- 174 Ambitieus optimisme

- 179 Epiloog

' "Het is niet nodig te hopen om te ondernemen,
noch te slagen om te volharden",
liet Willem van Oranje zich ooit ontvallen.
En gelijk had hij: *Just do it!*'

VOORWOORD

Waarom zou u dit boek moeten lezen?

Er is een politiek correct antwoord en er is een ijdel antwoord op die vraag.

Het ijdele antwoord is dat ik denk dat ik iets te vertellen heb over crisismanagement en over de organisatie van onze gezondheidszorg.

Het politiek correcte antwoord is dat ik als CEO van het UZ Brussel een bevoorrechte getuige was van zowel de concrete strijd tegen covid als de meer strategische oplossingen die de regeringen probeerden te ontwikkelen.

De strijd tegen covid vormt de kapstok van dit boek. Het is geschreven vanuit het perspectief van een speler op het veld die tijdens de pandemie alle ballen in de lucht probeerde te houden.

Dit boek biedt tegelijk een kikvors- en een vogelperspectief. Enerzijds keek ik omhoog naar de diverse overheden die de aanpak van de pandemie bestierden. Anderzijds was er ook de microkosmos van het ziekenhuis, met de vele patiënten die hier binnenvielen en die we zo goed mogelijk probeerden te helpen.

Ikzelf kon mijn kennis uit het verleden gebruiken om deze crisis te managen. Daarmee heb ik het zowel over mijn medische kennis als mijn ervaring door de voorbije vijftien jaar het UZ Brussel te leiden. Vanuit mijn ervaringen tijdens de coronacrisis kijk ik ook vooruit. Hoe moet het nu verder met onze ziekenzorg en met ons land? Welke lessen moeten we trekken en welke verbouwingen zijn nodig?

Ik hoop dat mijn verhaal u kan inspireren en u nieuwe inzichten en ideeën oplevert.

Marc Noppen

HET WAAROM VAN HET TOEVAL

I

I. HET WAAROM VAN HET TOEVAL

Het georganiseerde toeval

De rode draad in mijn leven is *serendipity*, het vinden van antwoorden op andere vragen dan die waarop je eigenlijk een antwoord zocht. Soms vind je zo het antwoord op een vraag die je je nog niet eens had gesteld.

Serendipity is een soort georganiseerd toeval. Het is de eigenschap om open te staan voor dat toeval. Alles in het leven gebeurt volgens mij puur toevallig, maar het punt is dat je dat moet zien en dat je moet beseffen dat er zich zaken voordoen waarmee je iets kunt aanvangen. Je moet je ogen openhouden voor toevalligheden, dan pas kun je dingen samenzetten om een oplossing te vinden voor een probleem.

Ook dit boek is het resultaat van een lange keten van toevalligheden.

Laat ons even tien jaar terugkeren in de tijd, naar het moment waarop ik op een receptie in Brussel de toenmalige ambassadrice van Koeweit tegenkwam – een heel verstandige dame overigens. Ik vertelde haar dat we heel wat Koeweiti zagen langskomen in de fertiliteitskliniek van het UZ Brussel.

In ons ziekenhuis hebben we al vele jaren een grote en befaamde fertiliteitskliniek. Een derde van de patiënten komt vanuit de hele wereld naar ons en een groot deel van hen komt uit het Midden-Oosten. Daar hebben ze namelijk nogal wat vruchtbaarheidsproblemen – een van de redenen daarvoor is dat mensen vrij vaak binnen hun familie of clan huwen. Welstellende koppels die niet zwanger raken, nemen het vliegtuig naar Brussel en blijven hier enkele weken of maanden, tot ze inderdaad zwanger zijn.

Dat is een heel dure aangelegenheid, zelfs voor mensen uit rijke oliestaten.

'Misschien moet je eens naar Koeweit komen?' suggereerde de ambassadrice. Ze gaf me de naam van een contactpersoon.

Ik trok mijn stoute schoenen aan en vloog naar Koeweit, samen met de professor fertiliteit en een fertiliteitsarts die een internationaal avontuur wel zag zitten. En inderdaad, zes maanden later hadden we er een fertiliteitscentrum opgericht.

Dat was een beetje Kuifje in het Midden-Oosten, een fantastisch avontuur. Tegelijk leek het *totally not done* dat een Belgisch ziekenhuis, en al zeker niet het UZ van de VUB, naar zo'n rijke, feodale staat zou trekken om er geld te verdienen. Daarom had ik drie simpele afspraken gemaakt met de voorzitter van onze raad van bestuur:
1. We verloochenen onze missie en waarden niet.
2. We keren terug met een spreekwoordelijke valies vol geld.
3. Het kost ons niets.

En eigenlijk is dat gelukt. We hadden ons fertiliteitscentrum in een Koeweits vijfsterrenhospitaal voor moeder en kind, allemaal als gevolg van een toevallige ontmoeting op een Brusselse receptie.

Twee jaar later vernamen we dat fotografe Lieve Blancquaert voor de zender Eén een wereldwijde televisiereportage maakte over de geboorte, *Birth Day*. Ze zocht toegang tot het Midden-Oosten en via ons mocht ze in dat ziekenhuis filmen en fotograferen. In november 2013 zagen we het resultaat daarvan in de tweede aflevering van de documentairereeks.

I. HET WAAROM VAN HET TOEVAL

We spoelen de klok weer vooruit, naar mei 2020, toen België eindelijk de eerste coronagolf achter zich leek te laten. Na die eerste piek was er een moment van catharsis nodig om de pagina om te slaan – we wisten toen nog niet dat we heel snel op weg waren naar de tweede golf. We hadden alvast alle gebruikte mondmaskers en beschermmateriaal bijgehouden in containers om er een soort memoriaal mee te maken. Of om ze ritueel te verbranden.

Toen we met enkele mensen brainstormden over wat we konden doen, suggereerde iemand om een kunstzinnig fotoproject op te zetten. En zo dook de naam van Lieve Blancquaert weer op. We namen contact op met haar en deden een voorstel: ze kreeg twee weken lang een vrijgeleide in ons ziekenhuis om mensen aan te spreken en portretten te maken.

En dat heeft ze inderdaad gedaan: in oktober 2020, in de volle tweede golf.

Toen kwam de vraag: wat doen we met die foto's? Maken we een gelegenheidstentoonstelling? Of tonen we de mooiste foto's in het ziekenhuis? Bundelen we de foto's in een boek als persoonlijk cadeau aan ieder personeelslid? Dat laatste leek ons een heel goed idee als blijk van waardering.

Op die manier kwamen we in contact met uitgeverij Borgerhoff&Lamberigts, die ons fotoboek een mooi project vond. Maar we praatten niet alleen over Lieves prachtige foto's, we hadden het ook over het effect van covid op het ziekenhuis als bedrijf en als gemeenschap, want ook dat zijn we. We hadden het eveneens over *leadership*. In dat onderwerp bleek zo veel te zitten dat ik er een boek over kon schrijven – het boek dat u nu in uw handen houdt.

Op 6 maart 2021 deelden we het boek met de fotoportretten als persoonlijk cadeau uit aan iedereen die in dit ziekenhuis werkt. Ons jaarlijkse nieuwjaarsfeest – in feite een grote fuif, erg gewaardeerd en bezocht door onze medewerkers – was door covid afgelast, maar in plaats daarvan gaven we onze mensen wel een waardevolle attentie.

De datum 6 maart was geen toeval: op die dag was het exact een jaar geleden dat we de eerste covidpatiënten hadden opgenomen.

De vraag is: waarom?

Tijdens mijn lessen geef ik de studenten geneeskunde graag een goede raad mee – ik ben ondertussen oud genoeg om de éminence grise uit te hangen. Ik zeg hen altijd: 'Als je één zaak moet onthouden van mijn lessen, is het de waarom-vraag.'
Don't take things for granted.

Een geniale gek als Steve Jobs kwam altijd met waaromvragen af. Nu ben ik geen typische fan van Apple, maar ik herlees wel vaak de biografie van Jobs. Toen Apple de eerste iPod ontwikkelde, wilde Jobs die zo *lean and clean* mogelijk maken. Een van zijn grootste vondsten ging over de aan-uitknop. 'Hoe belachelijk is die knop?' foeterde hij. 'Die iPod moet vanzelf aangaan als je eraan komt!'
Bij de eerste computers die het bedrijf maakte, stoorde de ventilator hem enorm. Waarom moest die erin zitten? Kon het niet zonder? Blijkbaar wel, maar daar hadden ze

dan wel andere chips voor nodig. En zo maakte Apple ook op dat gebied weer vooruitgang.

Think different, het motto van Apple, is ook een beetje de baseline van het UZ Brussel geworden. Anders denken begint altijd met een waarom-vraag: waarom doen we de dingen zus en niet zo?

Eigenlijk werken wij in ons ziekenhuis op een redelijk eenvoudige manier. Alles begint met goede afspraken maken binnen een team: wat willen we bereiken, wat gaat dat kosten en wat gaat dat opbrengen?

Het lijkt simpel, maar toch is het een andere manier van naar de zaken te kijken. Als je zulke vragen binnen een team bespreekt, zijn leidinggevenden genoodzaakt om vertrouwen te geven aan hun mensen. En dat zijn we niet gewoon, want de medische wereld is nog altijd behoorlijk hiërarchisch. Ik ben zelf arts, dus ik mag dat zeggen: artsen zijn erg conservatief. Ze hebben een grote weerstand tegen verandering.

Het is ongelooflijk hoe traag sommige nieuwe technieken ingang vinden. Onderzoek heeft aangetoond dat het gemiddeld zeven jaar duurt vooraleer een bewezen geneeswijze mainstream wordt, maar dat dat kan oplopen tot zelfs zeventien jaar. Veel artsen redeneren namelijk: 'Ik doe het al twintig jaar zo en ik zal dat zo blijven doen tot mijn pensioen.'

Onschuldig is dat niet, want dat betekent ook dat het vaak vele jaren duurt vooraleer slechte of minder goede geneeskunde weg is. En al die tijd blijft de overheid die slechte geneeskunde terugbetalen. Dit is een van de redenen waarom er naar schatting twintig à vijfentwintig procent *waste* zit op het budget van 44 miljard euro in de gezondheidszorg.

Een mooi voorbeeld van de medische weerstand tegen verandering maakte ik mee binnen mijn eigen domein. Nadat ik als longarts aan de slag was gegaan, wilde ik vanuit het naïeve idee dat ik patiënten van A tot Z zou kunnen helpen, ook longchirurg worden. Alleen mag dat niet in België: je moet kiezen. Ofwel stel je de diagnose, ofwel opereer je, bij manier van spreken. De beide combineren gaat niet.

Daarom vond ik iets uit dat tussen de twee zat, zodat ik als longarts concrete problemen kon oplossen zonder dat ik chirurgie toepaste. Ik had daarmee mijn eigen niche gecreëerd: de interventionele pneumologie.

Een van de dingen waar ik mee bezig was, was de spontane klaplong. Die komt vooral voor bij lange, smalle twintigers die roken – zij zijn de typische patiënten. Zo'n klaplong komt effectief heel spontaan. Je bent iets aan het doen, je zit op je laptop te tokkelen of je ligt te slapen en plots: poef! Je long klapt. Ze komt los van de borstkaswand en er zit een luchtbel waar er geen hoort te zitten.

De klassieke behandeling is de lucht tussen de long en de ribbenkast wegzuigen via een drain, een vrij dikke tube die tussen twee ribben wordt gestoken. Die procedure is bijzonder pijnlijk en levert een fameus litteken op. Ik had mij altijd afgevraagd waarom dat met zo'n dikke buis moest gebeuren. Vanwaar kwam die gewoonte om een dikke tuinslang tussen mensen hun ribben te wringen?

Ik heb het opgezocht en blijkbaar is die methode mainstream geworden tijdens de Koreaanse Oorlog. Heel wat soldaten – toevallig dikwijls rokende twintigers – werden in Korea het slachtoffer van shrapnels, granaatscherven die vaak een klaplong veroorzaakten. Om die soldaten te redden plaatsten de veldartsen een dikke tube tussen hun ribben, want er zat ook modder, bloed en ijzer rond de long. Die methode werkte, dus zeiden de chirurgen in het veldhospitaal: 'Voilà, dat is de behandeling.'

Toen ik dat ontdekte, stapte ik naar een heel goeie vriend in het ziekenhuis, onze thoraxchirurg. 'Jan, waarom steek jij zo'n dikke tube in mensen?' vroeg ik.

'Omdat dat moet!' zei hij.

'Van wie moet dat?'

'Zo heb ik het geleerd van mijn baas.'

Dat noemen we dus met een knipoog *eminence based medicine*.

Op een avond hing ik aan de toog met enkele collegapneumologen. Ik dronk een gin-tonic en daar zat een rietje in. Opeens vroeg ik: 'Waarom gebruiken we eigenlijk niet gewoon een rietje in plaats van die drain?'

Er bestaan ook dunne katheters, bijvoorbeeld om mensen een infuus te geven. Waarom zouden we die niet kunnen gebruiken?

Ik probeerde het bij een paar patiënten en zag dat het werkte. Daarna kon ik enkele bevriende collega's uit andere ziekenhuizen warm maken voor mijn methode. Waar we op hoopten, was dat we met zo'n simpel en pijnloos buisje even goede resultaten zouden behalen als met een dikke tube. Wat bleek? De kans op succes was dezelfde. Beter nog: de patiënten mochten al dezelfde dag weer naar huis. Bij de klassieke methode konden ze zich aan twee tot zelfs vijf pijnlijke dagen verwachten.

Mensen die in een ander ziekenhuis terechtkwamen met een klaplong, zeiden plots: 'Zo'n dikke buis? Nee, dank u, dan ga ik wel naar Marc Noppen!'

Ik schreef er een artikel over, dat een van de meest geciteerde is geworden binnen het vakgebied in de pneumologie dat zich bezighoudt met pneumothorax. Onze aanpak staat nu standaard in de internationale *guidelines* voor de behandeling van een spontane klaplong. Daar ben ik best wel trots op. Maar waarom waren we daar niet gewoon veel eerder op gekomen?

Ik vroeg mijn patiënten ook altijd wat ze aan het doen waren op het moment dat hun long klapte. Op een dag zei iemand me: 'Ik was op een popconcert en stond heel dicht bij de boxen. De muziek was zo luid dat ik de bassen voelde dreunen in mijn lijf. En toen klapte mijn long.'

Tiens, dat was bizar. Zou dat toeval geweest zijn? Ik noteerde het in ieder geval.

Een jaar later vertelde een andere patiënt dat hij gewoon in de auto naar een muziekje luisterde toen zijn long klapte. Zo gewoon was dat muziekje echter niet: de man had woofers van duizend watt in zijn wagen gemonteerd.

Dat waren er dus al twee.

Ik belde naar enkele collega's: 'Is jullie dat ook al opgevallen?'

Mijn Engelse collega John Harvey zei: 'Ah, ik heb er ook zo een!'

Daarna ben ik systematisch beginnen vragen of patiënten toevallig blootgesteld waren aan luide muziek. En in een mum van tijd vond ik nog vijf extra patiënten.

Ik vermoedde dat luide muziek zo'n impact kon hebben dat je longen ervan kapot trilden. Ik sprak daar met onze fysicus op de dienst over en wat bleek? Bepaalde bastonen zitten op de resonantiefrequentie van longweefsel. Dat betekent dat het longweefsel zo hard gaat meetrillen op de frequentie van de bas dat het kan scheuren en loskomt van de borstkaswand. Poef, klaplong.

Ik schreef er een artikel over: *Music as the cause of pneumothorax*. Onmiddellijk na publicatie kreeg ik reactie uit Oekraïne: 'Wij noemen dat hier de *DJ Disease*! Dat is een beroepsziekte bij dj's.'

Nu staat dat ook in de handboeken: luide muziek is een oorzaak van klaplongen.

Dergelijke vondsten maken mij content. Wereldschokkend is het niet en ik ga er geen Nobelprijs voor krijgen, maar ik amuseer me er wel rot mee. En dankzij de interventionele pneumologie kon ik als longarts nu toch met mijn handen bezig zijn.

Over handen gesproken: ook daar heb ik op gewerkt. Pneumologie tegen zweethanden.

Hoewel het absoluut *not done* was voor pneumologen, ben ik drie maanden naar Marseille getrokken om de techniek van de thoracoscopie te leren. Daarbij kijken we met een dun buisje met een camera erop in de borstkas.

Toen ik daar was, zag ik dat professor Christian Boutin de zogenaamde sympatische zenuw doorsneed. 'Waarom doet u dat?' vroeg ik.

'Dat kan soms helpen bij mensen met sympatische stoornissen.' Zweethanden zijn wellicht de bekendste sympathische stoornis.

Niet lang na die opleiding kwam er op een avond een collega langs, een neurochirurg. 'Marc, ken jij iemand die thoracoscopie kan doen?'

'Ah, ik,' zei ik.

Mijn collega had een patiënt met zweethanden en wilde de sympathische zenuwbanen doorsnijden. Die liggen binnen de borstkas achter de longen en dus had hij iemand nodig die toevallig de techniek van de thoracoscopie was gaan leren.

We voerden die ingreep uit en stelden een protocol op, dat we de 'Brusselse techniek' noemden. Ons principe was: *keep it simple*. Alles wat niet nodig was, vloog eruit. De ingreep kon aan beide zijden tegelijk plaatsvinden, onder lichte verdoving en met een simpele ventilatietechniek. Patiënten waren onmiddellijk zweetvrij en konden al na één dag naar huis. Het resultaat was spectaculair, mensen hadden eindelijk droge handen.

Toevallig was een van de patiënten journalist bij *Het Laatste Nieuws*. Hij schreef een artikel en meldde in de krant: 'Mirakel te Jette! Na twintig jaar sukkelen ben ik verlost van mijn zweethanden.'

De dag daarop regende het telefoons. Patiënten met zweethanden, zweetoksels, noem maar op, allemaal wilden ze die ingreep.

De neurochirurg die het idee had aangebracht, was daar eigenlijk niet echt in geïnteresseerd, maar ik vond het wel leuk. Zo werd ik de eerste pneumoloog die zich daarmee bezighield. Twee halve dagen per week paste ik die behandeling toe en zo hielp ik zes patiënten per week. Ze kwamen daarvoor van heinde en ver naar Brussel.

Die uit de hand gelopen hobby leverde mij tientallen wetenschappelijke artikels én een doctoraat op. Ik was nu waarschijnlijk nog altijd mensen aan het verlossen van zweterige handen als de vraag niet was gekomen om dit ziekenhuis te leiden. Als ik iets mis aan mijn vorige leven, dan is het wel de ongelooflijke dankbaarheid van de patiënten. Én het hoge Kuifje-gehalte van dingen ontdekken: 'Verdomme, als we nu eens dit of dat zouden doen...'

I. HET WAAROM VAN HET TOEVAL

Twee keer *ikigai* in één leven

Toen ik al CEO was, kreeg ik op een dag telefoon. Ik herkende de stem vaag. 'Gij hebt mij meer dan tien jaar geleden behandeld,' zei de man aan de andere kant van de lijn. 'Ik word zeventig en ik geef een etentje waarop ik drie speciale mensen wil uitnodigen.'

Tien jaar eerder had een collega-longarts mij op een vrijdagavond opgebeld over een patiënt die leed aan longkanker. De man had een vernauwing aan het uiteinde van zijn centrale luchtpijp en was daardoor enorm kortademig. Normaal is dat de voorbode van de dood.

'Hij zou een prothese moeten hebben,' zei mijn collega, 'want hij is aan het stikken door de tumor.'

Wij hebben toen een prothese op maat gemaakt, in de vorm van een ypsilon. De prothese plaatsen was een redelijk ingewikkelde procedure, maar het effect was spectaculair: de man kon weer ademen. De extra tijd die hem dat gaf, had hij nodig opdat zijn longarts hem kon behandelen voor longkanker, waarvan hij uiteindelijk ook genas.

Maar enkele jaren later liep hij darmkanker op. Ook daar spartelde hij zich door en ook die arts nodigde hij uit op zijn zeventigste verjaardag. Want zo zei hij: 'Dankzij jullie drie kan ik mijn feest nog geven.'

Dat is eigenlijk het mooiste dat je als dokter kunt meemaken.

Toen we daar zaten te eten, vroeg mijn vrouw: 'Potverdorie, mis je dat nu niet?'

'Ja, als er iets is, dan is het dat,' zei ik. 'Naast de lol van nieuwe dingen te kunnen meemaken.'

Als longarts had ik bereikt wat ze in Japan *ikigai* noemen. Dat is de combinatie van wat je graag doet, wat je goed kunt, wat nodig is én waar je je boterham mee verdient. Ik wens het iedereen toe dat ze hun *ikigai* vinden.

Zelf heb ik het ongelooflijke geluk gehad om twee keer mijn *ikigai* te vinden, want in mijn huidige job als CEO van het UZ Brussel heb ik dat ook.

'Ik zou mijn job als longarts nooit hebben opgegeven,' zei mijn vrouw tijdens dat etentje.

Waarop ik een beetje freudiaans repliceerde: 'Ik sublimeer dat gevoel nu naar zeshonderd collega's...'

Want ook als CEO beleef ik lol aan nieuwe dingen ontdekken en proberen: 'Waarom doen we dat zo terwijl het ook zo kan?'

Connecting the dots, noemde Steve Jobs dat.

De zin van een zinloos bestaan

Ik was negen toen ik vaststelde dat ik niet kon geloven. Mijn moeder was nochtans heel katholiek, maar mijn vader was vrijzinnig. Op dat vlak waren mijn ouders een raar koppel.

Vele jaren later kwam ik tijdens mijn legerdienst terecht in het militair ziekenhuis van de kazerne in Keulen. In de officiersmess kon je je iedere avond voor belachelijke prijzen laveloos drinken. Daar kwam ik een heel boeiende man tegen: de aalmoezenier, die even oud was als ik.

Hij was een verstandige gast met zeker vier diploma's – als ik het me goed herinner, waren dat rechten, economie, theologie en filosofie. Uren heb ik met hem gediscussieerd over het geloof en de zin van het leven. Op een bepaald moment raakten we de kernen van het geloof aan, waaronder de drie-eenheid en de onbevlekte ontvangenis.

'Een slimme man als jij kan daar toch niet in geloven?' wierp ik op.

'Dat is het net,' zei hij. 'Mijn credo is: ik geloof, dus geef ik me daaraan over.'

Kijk, dat gen heb ik dus niet. Er zijn wetenschappers die de evolutietheorie en de geschiedenis van de kosmos kennen en tóch geloven in een goddelijke architect. Ik kan daar met mijn verstand niet bij. Ik vind het wel leuk voor die mensen: ik gun iedereen zijn intellectuele speeltuin.

Wijlen Frans Verleyen heeft er ooit een mooi essay over geschreven. Hij haalde aan dat 'katholikos' letterlijk 'het enige ware' betekent. Wel, om dat te kunnen poneren moet je toch ongelooflijk veel bewijsmateriaal hebben?

In de wetenschap geldt dat je voor onwaarschijnlijke feiten onwaarschijnlijke bewijzen nodig hebt. Voor een homeopathisch middel dat beschermt tegen corona zou je buitengewoon stevig bewijsmateriaal moeten kunnen voorleggen.

De aalmoezenier en ik konden elkaar niet overtuigen, we begrepen elkaar niet in ons geloof of het gebrek daaraan. We hadden snel uitgepraat kunnen zijn, ware het niet dat die gesprekken zo boeiend waren. Mijn kleine overwinning was dat ik hem telkens op een Duvel trakteerde.

De Nederlandse filosoof Jaap van Heerden schreef in 1990 het boekje *Wees blij dat het leven geen zin heeft* – markante titel, vond ik. Het boekje bevat allemaal korte, heel spitant geschreven essays. Maar bovenal hanteert Van Heerden een logica waar je geen speld tussen krijgt. Hij toont haarfijn aan dat het leven geen zin heeft en tegelijk verklaart hij waarom dat een ongelooflijk geluk is.

Zijn redenering gaat als volgt: beeld je in dat het leven wél zin heeft, in de zin dat ieders leven een zeker doel zou hebben. Dan zou dat betekenen dat de vrije wil een illusie is. Dan leven we allemaal in *The Truman Show* en zou iets of iemand op voorhand hebben bepaald wat de zin van ons leven is. Dat zou om te beginnen bizar zijn en vooral helemaal niet prettig.

Van Heerden is heel blij – en ik met hem – dat het leven géén zin heeft. Dat geeft je namelijk enorm veel vrijheid om het zo goed en zo kwaad mogelijk zelf in te vullen.

Hoe je leven loopt, is heel afhankelijk van toeval, wie je ouders zijn en wat je omgeving is. Die randfactoren hebben allemaal invloed. Maar je hebt wel de mogelijkheid om je leven zelf in te vullen en er iets van te maken waarop je fier kunt zijn. Die maakbaarheid, die potentie, vind ik belangrijk.

Je kunt dat ook vertalen naar je professionele leven: wat maak je zelf van je job? Dat heb je voor een groot stuk zelf in de hand en dat stelt je in staat om die fameuze *ikigai* te vinden, de plek waar jij je goed voelt en waar je de vrijheid hebt om te streven naar het goede voor jezelf, je omgeving en de maatschappij.

Dat ik ervan overtuigd ben dat niemands leven op voorhand vastligt, zorgt ervoor dat ik een eerder optimistische dan pessimistische kijk op het leven heb, dat ik meer voluntaristisch dan passief ben aangelegd.

Er zijn mensen die altijd het negatieve zien en soms heb ik zo veel medelijden met hen dat ik wil zeggen: 'Het is allemaal maar een spel. We worden geboren, we leven en we gaan dood. Dus stop met piekeren over die kassei die verkeerd ligt en doe iets leuks.' Je kunt het leven toch ook gewoon fijn vinden? Je kunt je job ook zien als betaald worden om de dingen te doen die je graag doet. Al besef ik dat niet iedereen dit kan, of hiertoe dezelfde kansen heeft gehad, dezelfde *fortuna* heeft gekend, zou Machiavelli zeggen. Maar net daarom moet je die zèlf, met *virtù*, met deugdzame kwaliteit, aanpakken. Fatalisme vind ik geen optie.

Wanneer ik discussieer met mijn echtgenote, is een van onze vaste punchlines: '*It's all a game.*' Die heeft een dubbele betekenis. Enerzijds verwijst hij naar het spel, het ludieke: neem alles niet zo serieus. Anderzijds verwijzen we daarmee ook naar de *game theory*, een combinatie van psychologie, logica en kansberekening.

Game theory zie ik vaak terugkomen in onderhandelingen, discussies en strategische keuzes. Soms spelen we al eens het *prisoner's dilemma*. Dat is een ongelooflijk plezante denkoefening waarbij je niet een, maar twee, drie of zelfs vier stappen vooruit moet denken.

Het komt hierop neer: twee boeven zijn opgepakt. Als ze allebei bekennen, krijgen ze elk twee jaar cel. Als ze allebei ontkennen, krijgen ze elk vijf jaar cel. Als de ene bekent en de andere niet, wordt de ene vrijgesproken terwijl de andere tien jaar krijgt. Maar ze kunnen niet met elkaar communiceren. Zo zijn er allerlei combinaties mogelijk. Wat zou jij dan doen? Dat zijn verdorie hersenbrekers.

Tijdens onderhandelingen kom je soms in een gelijkaardige situatie terecht, bijvoorbeeld als je een nieuw toestel wilt kopen. Je weet iets, maar niet alles. Er is een aanbesteding, dan een onderhandelde prijs en vervolgens het *best and final offer*. De *game* is om zo dicht mogelijk bij je vooropgestelde budget te komen, terwijl de ander niet weet hoe ver jij kunt of wilt gaan. Dezelfde mechanismes duiken ook op als er strategische keuzes moeten worden gemaakt.

In de hele *game theory* zie ik eveneens raakpunten met Daniel Kahneman, een psycholoog die de Nobelprijs voor Economie heeft gekregen. Zijn stelling is dat we denken dat we rationeel zijn, terwijl we eigenlijk heel intuïtief denken. We laten ons gedrag graag leiden door instinct, gevoel en mentale shortcuts. In de humaniora en de geneeskunde heb ik genoeg statistiek en wiskunde gekregen om te begrijpen dat je intuïtie dikwijls fout zit, maar toch ontsnap je daar als mens niet aan.
It's all a game.

De universele waarden van een goddeloze instelling

Ik weid niet zomaar uit over de zin van het leven: in onze sector is dat nu eenmaal een relevant onderwerp. Levensbedreigende aandoeningen of verwondingen kunnen patiënten confronteren met vragen over de betekenis van hun bestaan. Dikwijls brengen ziektes ook lijden met zich mee. Daardoor is het geen toeval dat er in de zorg nog altijd duchtig met allerlei waarden wordt gezwaaid. Elk ziekenhuis, en zeker de raad van bestuur, vindt dat het unieke waarden heeft.

Voor patiënten zijn die waarden echter vaak minder duidelijk en uniek.

Wij hebben zelf vierduizend patiënten bevraagd om te achterhalen waarom zij naar ons ziekenhuis kwamen – of net níét. Eerder is er ook al eens een test gedaan waarbij de naam van enkele tientallen ziekenhuizen van de website werd verwijderd en proefpersonen moesten raden welke website bij welk ziekenhuis hoorde: dat bleek onmogelijk.

I. HET WAAROM VAN HET TOEVAL

Historisch kennen wij in ons land twee parallelle gezondheidswerelden, vergelijkbaar met het onderwijs: een publiek net en een christelijk net. Nog altijd verwijst de naam van heel wat ziekenhuizen naar een heilige en de christelijke leer kent zeker de gezondheidszorg veel van haar waarden toe. Als je vraagt aan iemand die gelovig is, wat de christelijke waarden nu precies inhouden, krijg je vaak als antwoord: mededogen, barmhartigheid en naastenliefde.

Zijn dat dan christelijke waarden? 'Ah ja!' zal iedere christen zeggen.

Maar, beste christenvrienden, die waarden stonden al genoteerd in het spijkerschrift van de Assyriërs. Later doken ze ook op bij de volgelingen van het zoroastrisme en de oude Egyptenaren. Ik zal jullie een geheim verklappen: het zijn *universele* waarden. En wij noemen ze daarom humanistische waarden.

Toch blijven sommigen binnen de christelijke zuil ervan doordrongen dat hun waarden van zorgzaamheid *exclusief* aan hen toebehoren en dat de anderen, ook wij dus, ketters zonder waarden zijn. Quod non. Denken ze nu echt dat een humanistisch ingesteld ziekenhuis als het onze minder mededogen, barmhartigheid of menslievendheid uitdraagt en toepast?

Uit onze bevraging van vierduizend patiënten bleek in ieder geval dat ze geen enkel verschil noteren tussen het universitair ziekenhuis van de VUB en het universitair ziekenhuis van de KU Leuven.

Wanneer het gaat over de intrinsieke medische kwaliteit en technische expertise, gaan de meeste mensen ervan uit dat verpleegkundigen en artsen sowieso hun stiel kennen. Uit onze bevraging bleek wel dat de universitaire ziekenhuizen gemiddeld genomen iets meer vertrouwen inboezemen. Patiënten gaan er over het algemeen van uit dat een UZ een hogere standaard heeft.

Maar! Dat vermoeden van kwaliteit en expertise is niet de belangrijkste drijfveer om naar dit of dat ziekenhuis te gaan. Het eerste contact, de eerste indruk, dát is wat patiënten bezighoudt. Voor de meeste patiënten telt vooral dat ze vriendelijk en beleefd worden onthaald en respectvol worden bejegend. Dat bleek heel duidelijk uit onze bevraging.

Elke dag bevragen we onze patiënten, waarbij we hen elke drie maanden een nieuwe open vraag stellen, bijvoorbeeld: 'Heeft de eerste student, arts of verpleegkundige die u zag, zich voorgesteld?' Jezelf voorstellen is een vorm van beleefdheid en we weten dat patiënten daarop letten. Wij scoren heel hoog op die vriendelijkheid en daar houden we dus rekening mee.

Maar die christelijke waarden? Ik zou niet weten waar wij ze missen. Ik zou zelfs durven te beweren dat we ze méér tonen. Artsen en ethici van onze instelling lagen mee aan de basis van de wetgeving over het prille begin van het leven – zoals kunstmatige bevruchting – en het levenseinde – denk aan palliatieve zorg en euthanasie. Het is vooral in de schemerzones van het leven dat je ware barmhartigheid, mededogen en menslievendheid kunt tonen.

Het scheppingsverhaal is een mooie vertelling uit de steentijd, maar we hebben dat niet meer nodig. Eigenlijk vind ik *quantum computing* en zwarte gaten veel boeiender dan die woestijnverhalen. Ik begrijp ze evenmin, maar ik zie er wel de schoonheid van in.

I. HET WAAROM VAN HET TOEVAL

Machines die ping zeggen

Al op mijn zeventiende stond ik voor de keuze: sleutelen aan technologie of patiënten verzorgen.

Het eerste wat ik als kind wilde worden, was dokter. Hoe dikwijls ik mijn teddybeer heb geopereerd, dat kun je je haast niet voorstellen. Maar daarna droomde ik er zoals iedere jongen van om piloot, autocoureur of astronaut te worden.

Later evolueerde dat naar ingenieur, zoals mijn vader. Ik herinner mij dat als een spontane keuze. Aan het atheneum volgde ik daarom Latijn-wiskunde. Ik was vooral geïnteresseerd in wiskunde en fysica – mijn interesse voor chemie en biologie was iets minder. Maar toen het ingangsexamen voor de opleiding burgerlijk ingenieur eraan zat te komen, ging ik toch weer twijfelen tussen mijn oude passie en mijn nieuwe liefde.

Last minute heb ik toch maar gekozen voor de geneeskunde.

Mijn ouders hadden slechts één regel: doe wat je wilt, maar zie dat je erdoor bent. En omdat ik nogal eigenzinnig was, zochten ze voor mij een universiteit die zo veel mogelijk leek op een gewone school. Ik was ook jong, een jaar jonger dan mijn jaargenoten. Als kind was ik een jaar te vroeg 'afgestudeerd' aan de kleuterschool. Doordat ik mezelf al op vijfjarige leeftijd had leren rekenen en schrijven, ambeteerde ik de andere kinderen te veel en werd ik uit de kleuterklas gezet.

De universiteit waar mijn ouders me daarom inschreven, was het Limburgs Universitair Centrum in Diepenbeek, een nieuwe instelling die *in the middle of fucking nowhere* lag. In een veld stond één betonnen bouwsel met één studentencafé. Tien kilometer in de omtrek was er niets. Ik was zeventien en had geen auto: ik móést dus wel studeren.

Ik studeerde flink en werd uiteindelijk longarts. Als dokter lag mijn focus altijd op de patiënt, niet op de technologie. Ondertussen zijn ziekenhuizen wel uitgegroeid tot hoogtechnologische omgevingen. Monty Python maakte al in 1983 een geweldige sketch over dat spanningsveld. Aan het begin van de film *The Meaning of Life* zie je een vrouw die elk ogenblik kan bevallen. In de verloskamer is ze omringd door een hoop machines, maar wanneer ze de verloskundige vraagt wat zij zelf moet doen, antwoordt die: '*Nothing, dear. You're not qualified!*'

Een van de machines in de kamer doet niets anders dan ping zeggen om aan te geven dat de baby nog leeft. Het is de duurste machine van het ziekenhuis. Wanneer de beheerder van het ziekenhuis de verloskamer binnenkomt, is hij opgetogen om de machine in werking te zien: '*Aah! I see you have the machine that goes ping. This is my favourite. You see, we lease this back from the company we sold it to, and that way, it comes under the monthly current budget and not the capital account.*'

Nu lijkt dat een absurde, surrealistische sketch, maar vergis je niet: de kolder zit dichter bij de waarheid dan je zou denken en wensen. Dat toont een voorbeeld uit Zweden aan.

Het Karolinska-instituut in Stockholm is een iconisch academisch ziekenhuis. Ze hebben er een fantastische cardiovasculaire afdeling, met alle *gizmo's* die je maar kunt bedenken. Hun technologie is state of the art. En toch haalden ze heel slechte resultaten: hun patiënten deden het niet goed. Ze zetten er consultants op en deden een analyse.

I. HET WAAROM VAN HET TOEVAL

Ze dachten een oplossing gevonden te hebben door weer nieuwe apparaten te gebruiken om patiënten te monitoren. Zo zouden ze het aantal opnames kunnen reduceren. Maar het aantal opnames en heropnames nam helemaal niet af.

Uiteindelijk achterhaalden twee jonge mensen die een managementopleiding volgden aan het Franse Insead-instituut, waar het fout liep. Ze waren het probleem op het spoor gekomen door gewoon aan patiënten te vragen: 'Hoe gaat het met u?'

Daaruit kwam naar voren dat veel patiënten angstig waren. De gemiddelde patiënt was tussen zestig en zeventig jaar oud en die mensen waren overdonderd door de vele apparaten en apps. Voor hen was de sketch van Monty Python realiteit geworden.

De patiënten bleken geen nood te hebben aan nog meer technologie, maar vooral aan eenvoudige telefonische bereikbaarheid. Als een app of een toestel ping zei, wilden ze weten waaróm dat gebeurde. Dus zetten twee verpleegkundigen een hulplijn op waarnaar patiënten dag en nacht mochten bellen. Die kleine ingreep zorgde ervoor dat het prestigieuze Karolinska-instituut eindelijk de standaarden haalde.

Luister naar de patiënt. Die les dreigen we in onze hoogtechnologische omgeving al eens te vergeten. Daarom toon ik op het einde van webinars dikwijls deze slogan: *'When everything else fails, ask the patient.'*

Het is niet omdat ingenieurs van alles bedenken en ontwikkelen, dat ze daarmee een oplossing hebben gevonden voor wat de patiënt nodig heeft. Daarom vraag ik tijdens vergaderingen van het directiecomité over moeilijke, technische vraagstukken soms: 'En wordt hier nu één patiënt beter van?'

Connecting the dots

Als patiënten er beter van worden, ben ik helemaal vóór innovatie. Als longarts deed ik zelf niets liever dan nieuwe manieren bedenken om mensen te helpen. Innovatie is onze motor, het is ons brood en onze boter. Maar hoe organiseer je dat? Innovatie is een proces van creativiteit en out of the box denken: dat kun je niet inplannen.

Albert Einstein zei ooit: *'If you know what you're going to find, why do you call it research?'* Research is per definitie op zoek gaan naar iets dat je nog niet kent. Maar helaas: met de huidige manier waarop bijvoorbeeld fondsen voor wetenschappelijk onderzoek worden verdeeld, moet je al bijna op voorhand weten wat je zult vinden. Dat gaat in tegen de geest van innovatie.

Voor innovatie moet je vooral de juiste omstandigheden creëren en dat is in de eerste plaats een omgeving waarin mensen zélf mogen nadenken.

In de jaren zeventig richtte het Amerikaanse technologiebedrijf Xerox een eigen innovatie-afdeling op in het Californische Palo Alto, terwijl het hoofdkwartier zich aan de andere kant van het land, in New Jersey, bevond. De afdeling in Palo Alto liep vol nerds en whizzkids en Steve Jobs van Apple was nooit te verlegen om naar New Jersey te bellen met de vraag of hij eens een kijkje mocht nemen in het innovatiecentrum.

Op een dag zag hij daar twee pubers spelen met een muis en een scherm. Fuck, dacht Jobs, dat is de *Graphic User Interface* die ik nodig heb! Hij heeft dat idee gewoon gepikt, terwijl Xerox niet besefte dat het op een goudmijn zat.

Kodak was als eerste op het idee gekomen om een digitale camera te ontwikkelen. Maar hun eigen uitvinding

I. HET WAAROM VAN HET TOEVAL

is hun ondergang geworden, want ze bleven veel te lang geloven dat de toekomst van de fotografie bij film lag. Toen de hele markt overschakelde op digitale camera's, kon Kodak zelf niet meer volgen.

Het Belgische technologiebedrijf Agfa-Gevaert pionierde vijftien jaar geleden onder de toenmalige CEO met digitale foto-ontwikkeling, elektronische beeldvorming en een elektronisch patiëntendossier. Maar de *board* liet die innovaties liggen omdat het bedrijf te veel geld verdiende met de analoge fotoafdeling. Ze wilden het risico niet nemen. Ondertussen is het aandeel wel gekelderd.

Een verhaal zoals dat van Agfa-Gevaert is tekenend voor de Belgische industrie. Eigenlijk hebben wij geen echt grote, vernieuwende internationale bedrijven meer. Ik wijt dat aan een opvallend gebrek aan ambitie. We zijn heel tevreden met de middelmaat: als we net iets boven het gemiddelde scoren, is het al goed genoeg. Doe maar gewoon!

Wel, ik erger mij aan die zesjescultuur. Als wetenschapper wil je net weg van het gewone, van wat al bekend is. Je wilt nieuwe dingen proberen en ontdekken. Het hoe en waarom van dingen willen achterhalen, dát is wetenschap.

Bij mij zit die drang er al in van toen ik mijn eerste chemiedoos kreeg. Wat ik daar allemaal niet mee heb uitgestoken! Het is een wonder dat ons huis toen niet ontploft is.

Mijn collega-CEO's Wim Robberecht (van het UZ Leuven) en Eric Mortier (van het UZ Gent) en ik zijn alle drie gefascineerd door wiskunde. De helft van de tijd zijn we onder elkaar bezig over vraagstukken en de boeken die we hebben gelezen en niet over onze ziekenhuizen.

In onze wereld zie je wel iets wat vergelijkbaar is met fractalen: op heel kleine schaal zie je dezelfde mechanismes als op grote schaal. Dat is heel typisch voor complexe, adaptieve systemen. Van een kleine privékliniek over een groot universitair ziekenhuis tot het hele systeem van de gezondheidszorg: op elke schaal zijn de wetmatigheden dezelfde.

Als CEO's kijken wij verder dan het dagelijkse beheer van ons ziekenhuis, want een brede blik ziet meer verbanden. Het is nooit slecht om verbanden te leggen en puntjes met elkaar te verbinden. *Connecting the dots* geeft een meerwaarde, vandaar ook het belang van goed onderwijs.

Toen de covidcurve steeg, was het helaas verbijsterend om vast te stellen hoe weinig mensen exponentiële groei begrijpen. De wetmatigheden die gelden in levende systemen, zijn haast per definitie exponentieel, terwijl mensen zo goed als altijd in lijnen denken – dus in plus in plaats van in maal. Dat verklaart de fouten die zijn gemaakt tijdens de pandemie en ook waarom er te vroeg versoepeld werd. Veel politici begrepen namelijk niet dat ook de *snelheid* waarmee een curve stijgt, kan toenemen, waardoor je groei dus almaar harder gaat.

Daarom heb ik een paar politici de mythe van Sissa doorgestuurd. Sissa vond een voorloper van het schaakspel uit en een Indische koning vroeg wat hij daarvoor wilde als beloning. De uitvinder stelde voor om op het eerste vakje van het schaakbord één graankorrel te leggen, op het tweede twee, op het derde vier, op het vierde acht enzovoort, tot alle 64 vakjes gevuld waren.

Dat leek simpel genoeg, maar wat de koning niet vatte, was net dat dat een voorbeeld was van exponentiële groei. Tegen dat hij aan de laatste vakken zou belanden, zou er simpelweg te weinig graan op de wereldbol zijn om Sissa te kunnen belonen. Iets vergelijkbaars maken we nu opnieuw mee in het inschatten en vergelijken van statistische risico's op thrombose na vaccinatie. Uitstel, of zelfs afstel van vaccinaties om casuïstische overlijdens te vermijden, kost aantoonbaar méér mensenlevens. Alleen zijn het ándere doden... Wiskunde, statistiek en politiek: het blijft een moeilijke combinatie...

Geen silo's, maar pizza's

Ik geef het toe: toen ik in 2006 net was aangesteld als CEO van het UZ Brussel, was ik nog ongelooflijk *bleu*. Als longarts kwam ik opeens terecht in het bureau van de grote baas van een universitair ziekenhuis met duizenden medewerkers. Daarom trok ik naar het Insead-instituut in Fontainebleau om me bij te scholen. Die managementopleiding is heel duur en exclusief, maar ik wilde ze per se doen.

Tijdens een van de colleges daar vertelde een gastprofessor over de verschillen in bedrijfscultuur tussen verschillende landen. Die zijn soms ongelooflijk groot, ook en vooral tussen Nederland en België, terwijl we nog geen tweehonderd jaar uit elkaar zijn.

Mijn echtgenote zei: 'Moest jij daarvoor naar Insead gaan? Ik weet dat al lang.'

Zij heeft gedurende jaren voor een internationale verzekeringsmaatschappij gewerkt. Op een bepaald moment zouden Nederlanders de Belgische afdeling komen runnen. Ze zag de CEO met zijn gevolg toekomen en wist meteen: dit wordt het niet, die gasten begrijpen de Belgische markt niet.

Qua onderhandelingscultuur neigen Belgen – zowel Walen als Vlamingen – naar de Latijnse traditie. Dat betekent:

eerst ga je samen eten. Als er vertrouwen groeit, kun je naar de techniciteiten gaan – die worden dan bijna bijzaak.

Een Nederlander redeneert anders. 'Wat?! Op restaurant gaan, ben je gek?' Zij kennen weinig of niets van wijn en fijn eten. Een broodje uit de muur met een glas melk volstaat. Maar op het vlak van techniciteiten zijn ze heel zakelijk en *to the point*. Uren aan een stuk wordt daarover gepolderd en dan – knal! – volgt er een beslissing. Vaak verloopt het overleg agressief en beledigend, maar daarna zeggen ze: 'Toffe vergadering, laten we een glas melk drinken!'

Zelfs de vakbonden van het bedrijf waar mijn vrouw werkte, vielen steil achterover.

Mijn echtgenote probeerde de nieuwe leiding diplomatisch uit te leggen dat de Belgische bedrijfscultuur enigszins anders was dan wat zij gewend waren, maar ze konden of wilden dat niet vatten. Daarop heeft ze zelf haar conclusies getrokken en nu is ze consultant.

Mijn echtgenote had meer inzicht in bedrijfsculturen dan de kersverse CEO van het UZ Brussel – al heb ik de voorbije vijftien jaar wel ontzettend veel bijgeleerd.

Een ziekenhuis is een sociaal netwerk

Toen ik aan mijn opdracht als CEO begon, zei Benjamin Van Camp, toenmalig rector en voorzitter van het UZ Brussel: 'Wat dit ziekenhuis nodig heeft, is een goed organigram.'

Ik nam pen en papier en tekende er in tien minuten tijd een. 'Voilà,' zei ik. En ik voegde er meteen aan toe: 'Maar zo werkt een ziekenhuis niet.'

Ik was toen blijkbaar een heel klein beetje visionair, want uit mijn eigen ervaring wist ik al dat een ziekenhuis werkt als een dynamisch sociaal netwerk, met verhoudingen die veranderen en met hubs waarop heel veel *spokes* staan. Binnen dat netwerk nemen mensen vaak een positie in die losstaat van hun plaats in het officiële organigram. Op een bepaald moment nemen sommigen leiderschap op en dat kan variëren naargelang de taak of de opdracht die ze vervullen.

Al een jaar of vijf zijn we nu bezig met het herdenken van het organisatiemodel van ons ziekenhuis. Wat is de beste manier om onze organisatie aan te sturen?

We bewegen daarbij steeds meer naar het principe van de *holacratie*. Het idee daarachter is een horizontaal aansturingsmodel met zogenaamde pizza's. Pizza's staan voor hiërarchisch 'platte' groepen mensen die rond een thema samenkomen. De mensen vormen de peperoni's op de pizza en elke peperoni heeft een bepaalde taak binnen de groep. De pizza's hebben ook een zekere autonomie. Kenmerkend is dat de groep zelfsturend is: de 'baas' kan evengoed een niet-hiërarchische meerdere zijn.

Nu beschrijft de wet op de ziekenhuizen wel een verticale organisatiestructuur – de woorden holacratie en pizza vind je niet terug in de wettekst. We hebben lang gezocht naar een manier om die twee modellen te combineren.

Eigenlijk komt het neer op een versmelting van de modellen van Microsoft en Apple. Microsoft is niet zomaar een klassiek, verticaal gestructureerd bedrijf: dat organigram is het meest anale dat je je kunt voorstellen, zo gedetailleerd is het. Iedere functie heeft een welbepaalde plaats in de hiërarchie. Daartegenover staat het organigram van Apple, dat veeleer een groep concentrische cirkels is. In het midden zat wel Steve Jobs, wat meteen ook de grote zwakte was van de structuur van Apple.

GEWOON ANDERS.

Wat wij hebben gedaan, is die twee structuren op elkaar leggen. Je kunt de vergelijking maken met het menselijk lichaam. Enerzijds heb je een skelet nodig met een centrale ruggengraat. Maar daarnaast heb je ook organen en een metabolisme nodig. Vanuit die filosofie laten we nieuwe dingen ontstaan die in een klassiek organigram niet zouden kunnen. Zo kunnen er organisch oplossingen gevonden worden voor nieuwe vraagstukken.

Laat ik een voorbeeld nemen uit onze grote fertiliteitskliniek. Een type mensen dat daar belandt, zijn mannen met het syndroom van Klinefelter, die een extra X-chromosoom hebben. Mannen met die aandoening lijden niet alleen aan verminderde vruchtbaarheid, maar dikwijls ook nog aan verscheidene andere aandoeningen. Alleen bestaan er geen holistische Klinefelter-specialisten die het hele plaatje bekijken. Voor elke aandoening moeten zulke mannen naar een andere arts.

Dus zei een jonge arts bij ons: 'Waarom organiseren we geen Klinefelter-raadpleging, waarop alle specialisten aanwezig zijn, zodat een patiënt maar één keer hoeft langs te komen?'

En zo hebben we een Klinefelter-kliniek opgericht waarin een tiental specialismen hun rol spelen. De hoofdverpleger runt die kliniek, we hebben er een aparte website voor gebouwd en zijn ermee naar de pers gestapt. De patiëntenvereniging is gevolgd. Het gevolg is dat haast elke Belgische Klinefelter-patiënt nu naar onze kliniek komt. Dat is organisch gegroeid, zonder dat de directie een groot plan had bedacht.

Er is wel degelijk een verticale *backbone*, maar daarrond laten we allerlei horizontale pizza's toe. Soms bestaat zo'n pizza tijdelijk om een specifiek probleem op te lossen. Zodra het opgelost is, verdwijnt de pizza weer.

Niet iedereen staat echter te springen om uit de klassieke hiërarchie te stappen. Het voordeel van zo'n hiërarchie is immers het comfort: zodra je in een vakje zit, weet je wat je moet doen en wat je niet moet doen. Je zit veilig in je eigen silo en je hoeft je niet te bekommeren om de andere silo's. In een dynamisch geheel kan het veel moeilijker zijn om je plaats te vinden. Ik kan me voorstellen dat er mensen zijn die liever in een veilige, rigide silo zitten dan in een snel bewegende vlekkenstructuur.

Maar de holacratische manier van denken en samenwerken is ons erg van pas gekomen toen covid op de deuren van het ziekenhuis kwam bonzen.

Eerst de mensen, dan de cijfers

Ik ben longarts, geen econoom of handelsingenieur. Moet iemand met mijn profiel wel aan het hoofd staan van een groot universitair ziekenhuis als het UZ Brussel?

In de *Harvard Business Review* is daar een mooie studie over verschenen: wie leidt het best een ziekenhuis? Ze hebben een paar duizend ziekenhuizen onder de loep genomen en wat bleek? Ziekenhuizen waarvan de CEO arts is, doen het statistisch significant beter dan andere. Dat is overigens een van de redenen waarom de CEO van dit ziekenhuis volgens onze eigen statuten een academisch arts móét zijn.

Historisch wordt dit ziekenhuis geleid door een duo bestaande uit een arts en een financiële persoon, de directeur algemeen beheer – enkele domeindirecteurs versterken dat duo nog. Aangezien wij een omzet van 500 miljoen euro draaien, heb je aan de top echt iemand nodig die kan rekenen. We hebben op die 500 miljoen euro een gemiddelde bedrijfsmarge van amper één procent, dus de cijfers moeten kloppen.

Met de vorige algemeen beheerder had ik altijd interessante discussies over de vraag wat er nu eerst komt. Kort door de bocht kwam zijn standpunt hierop neer: 'Eerst moeten de cijfers in orde zijn en dan volgt de rest wel.'

Ik zei: 'Eerst moet onze corebusiness op orde staan en dan volgen de cijfers wel.'

Je gaat immers van *purpose* naar *profit* en niet omgekeerd. Als je allemaal gelukkige artsen en verplegers hebt die doen wat ze graag én goed doen en als wij als goede huisvader de zaken onder controle houden, dan komen de cijfers vanzelf wel in orde. Daar ben ik van overtuigd. Als je echter eerst kijkt naar de cijfers en daarop je werking baseert, dan kan het gebeuren dat je je *purpose* verliest – of in ieder geval die perceptie creëert of versterkt.

De uitdaging is een evenwicht te vinden tussen *purpose*, innovatie en goesting enerzijds en ervoor zorgen dat de rekeningen kloppen anderzijds.

De menselijke factor is nog altijd een cruciaal element in onze business – personeelskosten bedragen sowieso zestig procent van onze kosten. Daarbij is de geneeskunde een van de weinige sectoren waarbij je door de toenemende digitalisering en technologische evoluties meer en hoger opgeleid personeel nodig hebt.

En nu komt de clou: hoewel ik mezelf meer als een mensenman dan als een cijferman beschouwde, bleek ik op het vlak van *people management* een indrukwekkende blinde vlek te hebben.

Mensen leren waarderen

De functie van CEO is plots op mijn weg gekomen, onverwacht en ongevraagd. Maar van bij het begin heb ik deze job ervaren als een ongelooflijke les in organiseren, in *governance* en *people management*. Dat laatste maakt zelfs negentig procent van mijn job uit – samen met fouten maken en mijn eigen tekortkomingen onder ogen zien.

Deze job is een bron van onschatbare ervaring. Ik heb bijvoorbeeld moeten leren dat je alleen respect krijgt als je het ook geeft. Hetzelfde geldt voor vertrouwen en waardering. Als je er als leidinggevende van uitgaat dat men jou respect verschuldigd is, dan ben je op verkeerde voet vertrokken.

Toen ik de managementopleiding aan het Insead volgde, was een van de opdrachten een zogenaamde *360*. Ik kende dat niet. Het kwam erop neer dat ik een hele hoop vragen moest voorleggen aan de voorzitter en enkele leden van de raad van bestuur, aan mijn collega-directeurs en aan enkele medewerkers die aan mij rapporteerden.

Dat waren vragen over mezelf.

Nadien besprak ik de antwoorden van die bevraging op het Insead met een psycholoog – ze trokken daar zelfs een hele dag voor uit. Dat was een confronterend gesprek, een enorme oefening in zelfreflectie. Er kwamen namelijk goeie punten uit, maar ook punten waaraan ik nog flink wat werk had. Een van mijn werkpunten bleek: waardering tonen.

Ik ging er altijd van uit dat iedereen automatisch zijn best deed. Als iemand zijn werk goed had gedaan, vond ik dat normaal. Als het werk niet goed gedaan was, reageerde ik. Dat was een blinde vlek in mijn systeem.

Ik heb daar lang over gesproken met die psycholoog. Hij zei: 'Maak er een gewoonte van om aandacht te hebben voor *reward and feedback*.'

Reward and feedback: ik zal dat nooit vergeten. Het is zestien jaar geleden, maar dat ik daar nu nog vaak aan terugdenk, is het bewijs dat die oefening impact heeft gehad. Appreciatie tonen aan iedereen die zijn job goed doet, op elk niveau van het ziekenhuis: dat is niet vanzelfsprekend.

Waardering wordt vaak vertaald in een financiële bonus, maar zo werkt het niet. Er is geen enkel bewijs dat een bonus ook maar iets teweegbrengt, behalve gedrag stimuleren dat rechtstreeks leidt tot die bonus. Een bonus kan wel achteraf werken, als een soort deelname in de winst.

Wat werkt wel? Waardering in woorden. Appreciatie. Erkenning. Respect. En ook praktische dingen, zoals de mogelijkheid krijgen om bij te leren en opleidingen te volgen, je kunnen verdiepen of verbreden. Daar hebben we in het ziekenhuis met onze e-Academy ook een heel systeem voor ontwikkeld.

Waardering tonen kan in een heel breed spectrum, van enkele formele momenten naar heel vele informele momentjes. Gewoon dank u zeggen als iemand iets goed heeft gedaan, is zo belangrijk. Dat zijn maar twee woorden, maar het effect ervan is ongelooflijk.

Waardering tonen was pure noodzaak toen covid het uiterste vroeg van onze medewerkers.

Al vanaf de eerste dag van de covidcrisis schonken we in het UZ Brussel heel veel aandacht aan het hooghouden van het moreel van de troepen, want de ongerustheid was groot. Mensen waren zowel ongerust over zichzelf en hun familie als over wat er in de samenleving gebeurde. Zeker op de covidafdelingen, de spoed en de intensive care merkten we dat de medewerkers met veel stress rondliepen.

Ook op de niet-covidafdelingen was er stress, zij het dan om totaal andere redenen. Sommige mensen liepen rond met het gevoel dat ze overbodig waren, want de niet-dringende niet-covidzorg was enkele weken stilgelegd.

Je voelde overal die stress als je rondwandelde in het ziekenhuis. Er broeide iets. Daarom ondernamen we al heel vroeg acties om mensen te ondersteunen en te waarderen. We hadden zowel aandacht voor grote als kleine dingen.

Op oudejaarsnacht ben ik mee cadeaus gaan ronddelen voor de mensen die de nacht deden – vergeet niet dat hier iedere nacht honderddertig mensen aan de slag zijn. Iedereen die nachtdienst had, kreeg een mooie aperobox.

Enkele weken later bakte ik frieten in het personeelsrestaurant: iedereen kreeg friet met curryworst. Dat was medisch niet verantwoord, maar na een dag werken is zo'n frikandel met frieten verdorie lekker.

Het fotoboek van Lieve Blancquaert was eveneens een blijk van waardering. We koppelden zelfs een cadeau aan de vaccinaties: iedereen die zich liet vaccineren, ontving een genummerde lithografie van kunstenaar Kasper Bosmans.

Een cijferman zal nu misschien vragen of dat wel opbrengt, maar ik zweer het je: pas als je het niet doet, kom je in de problemen.

Een collega zei me: 'Dat jij met Nieuwjaar cadeaus bent gaan uitdelen, daar wordt nog altijd over gesproken.' Hij kende geen enkele andere organisatie waar de grote baas op oudejaarsnacht iedereen een fles champagne kwam geven. Ook gratis pizza uitdelen of mee frieten bakken had een groot effect.

Die dingen kosten mij niets, maar je moet ze wel authentiek doen. Het mag geen verkooptruc zijn. Ik vond dat persoonlijk een kleinigheid, maar als teken van waardering kwam het wel binnen bij de mensen.

En dan wist ik: als ik hen straks, bij alweer een nieuwe covidgolf, moet vragen om een tandje bij te steken, zal hen dat minder moeite kosten.

Wat heeft 2020 mij geleerd?

In 2020 ben ik zestig geworden. Ik ontdekte dat ik niet meer de fysieke veerkracht heb van toen ik twintig was. Er komt stilaan wat sleet op de machine.

Toen op 6 maart 2020 de coronacrisis begon, stond ik elke dag in het ziekenhuis, zeven dagen op zeven. Op zaterdag 10 april kwam ik voor het eerst niet en in dat weekend heb ik 48 uur geslapen. Zodra ik nog maar ging zitten, vielen mijn ogen dicht. Even op het terras in de zon? Hop, ik was meteen vertrokken.

Ik ben toen beginnen fietsen en de trap nemen. Als iemand die luid toetert hoe belangrijk preventie is, kan ik maar beter het goede voorbeeld geven.

Het jaar 2020 heeft mij ook geleerd, duidelijker dan ooit, hoe belangrijk het is dat je een goede, respectvolle relatie hebt met je medewerkers en collega's.

Op diensten waar de relatie tussen leidinggevenden en medewerkers niet goed zat, zagen we problemen. Dat was twee jaar eerder ook gebleken uit een bevraging onder al onze medewerkers: als er problemen waren, was dat meestal met de onmiddellijke overste. De gemiddelde tevredenheid was heel hoog, zelfs hoger dan de benchmark, maar enkele divisies kleurden bloedrood.

We hebben de duizenden open antwoorden op die bevraging gelezen om een rode draad te vinden. Daaruit kwam onder andere dat er een probleem was met de communicatie. Veel mensen gaven aan dat ze niet wisten waar de directie naartoe wilde.

Fuck! Er was nog nooit zo veel gecommuniceerd, we hadden een miljoen communicatiemiddelen om mensen uit te leggen waar we naartoe wilden en toch leken we hen niet te bereiken. Bij nadere lezing bleek echter dat het niet ging over ons, de algemene directie, maar over sommige directe leidinggevenden die symbool stonden voor 'de directie'. Dat probleem proberen we nu aan te pakken met opleiding en coaching en door de juiste mensen op de juiste plaats te zetten.

Covid leerde me evenzeer iets over onze samenleving. Tijdens de eerste covidgolf zag ik in mijn omgeving een gevoel van samenhorigheid – ondanks of dankzij de miserie. We zaten allemaal in hetzelfde schuitje. Die applausacties om acht uur 's avonds deden toch wel iets. Er was nog hoop, er heerste ondanks de ellende een positieve vibe.

Natuurlijk, de crisis was nog maar pas begonnen en het was mooi weer. Het verschil met de tweede golf zou groot zijn. In het najaar moest iedereen binnen blijven en dat was niet leuk. De cafés en restaurants waar we in de zomer nog naartoe konden, waren weer allemaal gesloten. Daarbij was de frustratie over verkeerde beslissingen van de toenmalige beleidsmakers tijdens de tweede golf veel groter.

Sommige mensen toonden zich toen ook niet langer solidair. Er ontstonden discussies over mondmaskers en samenscholingen. Het was schrijnend om te zien hoe sommigen zich niets meer aantrokken van het algemeen belang. Dat dat zo ostentatief gebeurde, stootte me tegen de borst.

Daarnaast zagen we een groep mensen die heel slecht geïnformeerd was. Op een bepaalde dag in de crisis kregen we geen enkele covidpatiënt binnen met een 'Belgische' naam. Dat was niet toevallig: het beleid bleek mensen met een migratieachtergrond heel moeilijk te bereiken – vergeet niet dat er in Brussel 185 nationaliteiten wonen en dat er meer dan zeventig talen worden gesproken.

We hebben aan die mensen en hun familie gevraagd hoe het kwam dat ze geen rekening hadden gehouden met covid. Toen bleek dat het bestaan van het virus in sommige gemeenschappen gewoon werd ontkend. Mensen gingen ervan uit dat het een verzinsel was.

In sommige wijken leefden complottheorieën heel sterk. In de vaccins zouden microchips zitten die via het 5G-netwerk konden worden geactiveerd: ik weet echt niet wat je kunt doen tegen dat soort fantasieën. Hoe kun je mensen ervan overtuigen dat iets er níét is? Dat iets niet bestaat, is heel moeilijk hard te maken.

Er waren ook mensen die niet wisten wat dat was, een virus. Vaak ging het dan om mensen die niet of nauwelijks Frans of Nederlands spraken en hun informatie alleen haalden uit besloten WhatsApp-groepjes of de satelliet-tv uit hun land van oorsprong. Op sommige buitenlandse zenders was covid slechts een klein randfenomeen, niets om veel aandacht aan te besteden.

Ondernemers Hassan Al Hilou en Youssef Kobo, de drijvende kracht achter *A Seat At The Table*, en enkele andere ongelooflijke gasten hebben mij dat uitgelegd.

Naar wie luisteren die mensen dan wel? WhatsApp. En hun moeder. Mannen voeren buiten het hoge woord, maar thuis zijn de vrouwen baas. Ook influencers met duizenden volgers op Instagram bleken een belangrijke bron van informatie te zijn.

Dus hebben wij jongeren en scholen uitgenodigd om op onze afdeling intensieve zorgen te kijken hoe we covid-patiënten behandelden. Bij tientallen jongeren vielen de schellen van hun ogen. Zij zijn hun ervaringen gaan delen met hun volgers. De echt grote influencers hebben we overigens niet kunnen bereiken, want die vroegen daar tonnen geld voor.

Energie halen uit een crisis

Hoewel ik na de eerste maand covid een heel weekend heb geslapen, vond ik het jaar 2020 een enorm energetische ervaring. Hoe raar het ook klinkt, maar een nieuwe crisis geeft mij ongelooflijk veel energie. Sommige mensen tonen net de tegenovergestelde reactie: ze verliezen hun energie en worden onzeker. In elke onbekende factor zien ze een bedreiging. Bij mij is het net andersom.

Een probleemstelling stimuleert mij. We stonden voor vraagstukken die we nooit eerder waren tegengekomen, vol onbekenden. Van dag tot dag probeerden we die vergelijking op te lossen. Ik vond dat super boeiend. We zijn erin gevlogen.

In een situatie als deze voelt mijn job niet aan als een opdracht, maar als een deel van mijn leven – ik heb het geluk dat ik mijn werk sowieso niet als werk beschouw. Dat moet ook wel een beetje: als je deze job zonder passie of betrokkenheid moet aanpakken, denk ik niet dat je het lang volhoudt.

Ik heb ook van de gelegenheid gebruikgemaakt om mijn witte doktersjas weer aan te trekken, want ik ben en blijf nu eenmaal longarts. Om te kunnen meehelpen heb ik een spoedcursus intensive care gevolgd – want het was ondertussen twintig jaar geleden dat ik daar nog eens had meegedraaid. Met een VR-bril kregen we een rondleiding op de afdeling intensieve zorgen. Dat was fantastisch: het voelde echt alsof je daar stond. Ik zag patiënten liggen en kon aan allerlei knoppen draaien.

Nu, ze hebben me uiteindelijk niet hoeven in te schakelen, want de tweede golf begon net op tijd af te nemen. Maar als het nodig was geweest, had ik het wel gedaan. Maar allicht zouden ze me op de niet-covidafdeling hebben gezet, vermoed ik...

HET ZIEKENHUIS
ALS OORLOGSZONE

II

II. HET ZIEKENHUIS ALS OORLOGSZONE

De wetten van het crisismanagement

Op vrijdag 6 maart 2020 kreeg ik telefoon van ons labo: 'We kunnen testen op covid.'

'Oké, begin er dan maar mee,' zei ik.

's Avonds volgde ik een seminar waarop ook onze hoofdarts aanwezig was. Plots kreeg hij een sms. Hij werd lijkbleek en verliet onmiddellijk de zaal. Oei.

Een minuut later ontving ik zelf een sms: 'We hebben prijs, twee patiënten positief.'

We wisten al wat er toen in Italië gebeurde en beseften: fuck, dit komt ook naar hier. Wat nu?

De eerste patiënt was een jongen van vijftien die kandidaat was voor een niertransplantatie. Normaal zou hij die avond een nieuwe nier krijgen. Hij voelde zich echter niet lekker en had al een beetje koorts. Bij zijn opname in het ziekenhuis hadden we al meteen een covidtest afgenomen. En toen kwam het resultaat: positief!

De tweede patiënt was een verpleegkundige uit een ziekenhuis hier in de buurt. Die jonge vrouw was een week eerder opgenomen met een zware longontsteking. Ze hadden een bacterie in haar longen gevonden en behandelden haar met antibiotica. Normaal verwacht je dan binnen de 24 uur een duidelijke verbetering, maar die kwam er niet. Zat er misschien nog een andere bacterie? Of was het toch een virus? Met een bronchoscopie spoelden ze haar longen om meer te weten te komen, niet beseffend dat ze covid had.

Toen ook zij positief testte, was er paniek, want die vrouw lag al een week in ons ziekenhuis. We moesten iedereen identificeren die in die tijd contact met haar had gehad en hen in quarantaine steken. Begin daar maar mee op een vrijdagavond. En die vrouw was het ziekenhuis binnengekomen via de spoeddienst.

We wilden de gezondheidsinspectie bellen – dat was toen de eerste stap in de procedure – maar we wisten niet precies wélke dienst we moesten contacteren: de Vlaamse, de Brusselse of de federale? We probeerden eerst de Brusselse, omdat ons ziekenhuis nu eenmaal in het Brussels Hoofdstedelijk Gewest ligt en de twee patiënten in Brussel woonden. We belden, maar niemand nam op.

Bij de Vlaamse gezondheidsinspectie namen ze de telefoon wel op. En ze zeiden: 'U zit verkeerd, u moet bellen naar onze Brusselse collega's.'

'En wat moeten we dan doen?' vroegen we.

'Dat weet ik niet, ik ben de Vlaamse inspecteur.'

Inderdaad: samen met covid was ook Kafka wakker geworden. Uiteindelijk konden we de Brusselse inspectie alsnog via e-mail en dan per telefoon bereiken.

Een week later, op 13 maart, zou het land in lockdown gaan. *The shit had hit the fan.* De eerste golf was onvermijdelijk geworden. Maar wij schoten al op zaterdag 7 maart in actie door om tien uur 's ochtends onze crisiscel bijeen te roepen en het ziekenhuisnoodplan te activeren.

Ons ziekenhuis had zijn noodplan voor het eerst geactiveerd na de aanslagen van 22 maart 2016, toen terroristen bommen lieten ontploffen op de luchthaven van Zaventem en in het metrostation Maalbeek. Dat was de eerste toets. We hebben toen de zwaktes en de sterktes gezien van dat plan en pasten enkele dingen aan. De blauwdruk voor dat aangepaste, generieke noodplan lag dus klaar toen covid toesloeg.

De klassieke *governance* van het ziekenhuis verdween om plaats te maken voor een crisismanagement-organigram.

II. HET ZIEKENHUIS ALS OORLOGSZONE

Vanuit de overheid kwam er toen nog geen enkele richtlijn, dus gingen wij op eigen houtje het lijstje af om alles te regelen. Het was een hele cascade van dingen waaraan je moet denken. Daarom haalden we ook de experts van het moment naar het directiecomité: infectiologen, intensivisten, spoedartsen en specialisten in ziekenhuishygiëne. Zij vormden mee onze crisiscel.

De maandag daarop legden we vast wat de vijf grootste vraagstukken waren:
1. De patiëntenstromen en de capaciteit op covid- en niet-covidafdelingen, intensive care, en de medische aanpak
2. De *nursing*
3. De medewerkers (HR)
4. Beschermingsmateriaal, medicatie en logistiek
5. De niet-covid- en post-covidzorg

We organiseerden ons hele ziekenhuis rond die vijf pilaren. Op elk thema zetten we een werkgroep. In een crisis moet je werken met heel korte lijnen, met volmachten en met vertrouwen. Dat vertrouwen hebben we ook aan die vijf werkgroepen geschonken. Zij bereidden de cruciale beslissingen voor en schreven mogelijke scenario's uit.

De crisiscel zou dan de beslissingen afkloppen. Er waren geen multipele overlegorganen of adviesraden meer: wat we in de crisiscel beslisten, deden we. Over de belangrijkste beslissingen communiceerden we onmiddellijk via het intranet en iedere ochtend om acht uur lichtten we in een livestream de beslissingen van de vorige dag toe, waarbij we ook heel transparant onze cijfers deelden. Daar keek telkens vijftienhonderd man naar, live en uitgesteld.

In de vijf werkgroepen werd stevig gediscussieerd, maar er was uiteindelijk slechts één commando, dat kort op de bal speelde. Vele politici begrijpen dat niet. Zij zien niet in dat crisismanagement iets anders is dan *business as usual*.

De patiëntenstromen

Het eerste vraagstuk was het medische plaatje. Wat moesten we doen voor de patiënten?

Om te beginnen moesten we hen al vóór de spoed triëren. De spoed en de intensive care moesten we ontdubbelen – maar eigenlijk gold dat voor het hele ziekenhuis, als je erover nadacht. In een week tijd hebben we ons ziekenhuis in twee gedeeld, ook fysiek. Alles werd opgesplitst in covid en niet-covid.

We moesten de patiëntenstromen zo sturen dat die twee werelden elkaar niet of zo weinig mogelijk kruisten. Daarvoor moesten we alle flows uittekenen: waar moeten mensen naartoe met een appendicitis, naar waar gaan vrouwen die op bevallen staan... Te allen tijde moesten we niet-covidpatiënten uit de buurt van covidpatiënten kunnen houden.

Tegelijk moesten we de capaciteit van intensive care verdubbelen. Maar als je de capaciteit in kritische bedden opdrijft, heb je ook veel meer handen nodig om aan die bedden te staan. Voor covidpatiënten heb je twee tot drie keer meer personeel nodig en die mensen moeten ervaring hebben en de juiste opleiding hebben gevolgd. Er zijn prachtige verhalen van verpleegkundigen die hun pensioen uitstelden, die zeiden: 'Ik kan mijn collega's nu toch niet in de steek laten?' Maar dan nog kwamen we handen tekort.

De nursing

Onze vijftienhonderd verpleegkundigen vormen het zorgleger van ons ziekenhuis. Vooral zij stonden in de frontlinie, maar we moesten mensen uit teams halen, van plaats verwisselen en nieuwe teams vormen.

Doordat veel verpleegkundigen opeens een andere jobinhoud kregen, moesten we mensen bijkomend opleiden, bijvoorbeeld om persoonlijke beschermingsmiddelen correct te gebruiken en om vertrouwd te raken met de zorgprocedures in een besmette omgeving. We voerden buddy-systemen in, zodat mensen altijd iemand hadden om op terug te vallen.

Hoofdbrekens voor de HR

Het derde vraagstuk ging over de medewerkers, de Human Resources. Uiteindelijk veranderden we eenzijdig de arbeidsovereenkomsten. En covid moest al snel worden beschouwd als beroepsziekte.

Het grootste deel van het niet-zorgpersoneel zat thuis en onze HR had er een hele kluif aan om dat thuiswerk georganiseerd te krijgen. Tijdens de zwaarste coronapieken was de niet-covidactiviteit haast tot nul gereduceerd en daardoor moesten heel wat attesten in orde worden gebracht.

Tegelijk hadden we meer dan duizend vrijwilligers opgetrommeld. Honderden studenten geneeskunde en verpleegkunde, maar ook studenten van andere faculteiten van de VUB boden zich aan. Ook dat moesten we kanaliseren.

Beschermingsmateriaal – of het gebrek daaraan

Zeker in het begin van de coronacrisis bezorgden materialen, medicatie en logistiek ons hoofdbrekens. Er waren bijvoorbeeld geen mondmaskers voorradig. Toen hadden we gelukkig nog niet de aflevering van *Pano* gezien waaruit bleek dat de strategische voorraad mondmaskers was vernietigd – wat minister Maggie De Block de fameuze uitspraak 'Het is wat het is' ontlokte.

Ook ander noodzakelijk materiaal was er niet. Oxyflows, spuitpompen, respiratoren: allemaal onvoldoende in voorraad. We moesten alles proberen te vinden op het moment dat de hele wereld ernaar op zoek was én zowat alle landen hun grenzen sloten. Gelukkig ken ik overal ter wereld wel mensen die ik kan bellen voor maskers, schorten, brillen, et cetera. Zo hebben we in het ziekenhuis nooit een tekort aan materiaal gehad, al moesten we daar wel absurd hoge prijzen voor betalen. Maar we hebben zelfs bevriende ziekenhuizen uit de nood kunnen helpen.

Het werd echter heel snel duidelijk dat we onwettig bezig waren, want we konden de normale aankoopprocedures simpelweg niet volgen. De wet heeft aanbestedingsprocedures vastgelegd die je moet volgen als je iets wilt aankopen, maar zo'n procedure neemt maanden in beslag. Tijdens een crisis heb je die tijd niet.

Daarom stapte ik naar de raad van bestuur en vroeg ik aan de voorzitter en de regeringscommissaris: 'Ik zou graag een volmacht hebben om het ziekenhuis te runnen zoals ik denk dat het moet. Dekken jullie mij, geven jullie mij daarvoor het vertrouwen?'

De raad van bestuur antwoordde: 'Doe wat je moet doen, wij dekken je.'

II. HET ZIEKENHUIS ALS OORLOGSZONE

Ik ben hen daar heel dankbaar voor, want we hadden die bewegingsruimte echt nodig. Toen we de capaciteit van onze intensive care wilden verdubbelen, hadden we bijvoorbeeld respiratoren tekort. De markt was gesloten, maar op een vrijdagavond belde ik vanuit mijn wagen naar een vriend: 'Ik heb tien respiratoren nodig.'

'Wanneer?' vroeg hij.

'Maandag.'

We onderhandelden over de prijs en bezegelden de afspraak met een virtuele handdruk. Voor zo'n aanschaf moet je normaal gezien een Europese aanbesteding uitschrijven. Wat ik deed, kon dus eigenlijk niet, maar ik had gewoon geen keuze.

Uit de crisis hebben we geleerd dat we altijd moeten kunnen rekenen op onze eigen strategische stock van materialen, zodat we in geval van schaarste minstens drie maanden verder kunnen.

Niet-covid & post-covid

De vijfde werkgroep boog zich over de vraag: wat doen we tijdens de coronacrisis met de niet-covidzorg en hoe herstarten we de 'gewone' zorg weer na de coronagolf?

Vanaf 18 maart moest alle niet-dringende niet-covidzorg inderdaad worden uitgesteld. Gedurende drie maanden mochten we alleen nog het hoogstdringende doen. Hoe moesten we die niet-covidzorg na twee maanden weer opstarten terwijl covid nog woedde? Hoe zouden we al die uitgestelde zorg opvangen? Volle wachtzalen waren uit den boze en iedereen moest afstand bewaren. In die moeilijke omstandigheden moesten we onze klassieke zorg herstarten, maar dat is uiteindelijk redelijk goed gelukt: tegen augustus 2020 draaiden we weer bijna zoals in normale omstandigheden.

Dan was er nog het vraagstuk van de post-covidzorg. Opvallend veel individuele patiënten die covid hebben overwonnen, blijven nadien kampen met geestelijke en/of lichamelijke complicaties en restletsels. Ook voor hen moeten we klaarstaan.

Voor ons ziekenhuis als geheel gaat post-covid vooral over de vraag wat we zullen blijven doen zodra het virus de aftocht blaast. Wat hebben we geleerd van de covidcrisis? Wat nemen we mee?

Covid slaat een tweede keer toe

De piek van de eerste golf viel rond Pasen. *My God:* we hebben toen tonnen paaseieren gekregen. Traiteurs kwamen van alles brengen voor het personeel. We ontvingen een massa bloemstukken van een tuincentrum. Pastoor Dirk Vannetelbosch van Jette, net als ik een motard, preekte over en vooral vóór ons in zijn videomis. Mensen van de moslimgemeenschap kwamen soep en ander lekkers brengen.

Onze *Foundation* en onze facilitaire dienst hebben zich uit de naad gewerkt om die tekens van waardering aan zo veel mogelijk medewerkers te bezorgen.

Dat waren allemaal mooie momenten die een gunstig effect hadden op onze medewerkers. Er waren honderd-en-een kleine initiatieven om het moreel van de troepen te ondersteunen. Het klinkt onnozel, maar je mensen zijn je belangrijkste asset. Dat is nu echt overal doorgedrongen.

II. HET ZIEKENHUIS ALS OORLOGSZONE

Wat bij de overheid helaas veel te laat doordrong, was dat het virus niet zomaar was verdwenen na de eerste golf. Onze medewerkers zouden zich nóg eens moeten dubbelplooien.

Toen ons ziekenhuis in de zomer van 2020 weer enigszins normaal draaide, zagen we hoe de regeringen van dit land haast iedere week maatregelen loslieten. Iedereen mocht opeens weer van alles doen. Maar medio juli al kwam onze wiskundige Kurt Barbé naar mij en zei: 'Dit komt niet goed.' De cijfers waren laag, maar ze stegen opnieuw en wel exponentieel.

Op 22 juli stuurde ik een tweet met de boodschap dat de situatie uit de hand zou lopen. De tweede golf werd voorspeld. Hij zou hoger en breder worden dan de eerste, met een piek op 6 november.

Begin augustus zagen we dat eerst duidelijk gebeuren in Antwerpen. Cathy Berx was de enige beleidsvoerder die reageerde. Terwijl ministers en burgemeesters niet wilden *bougeren*, was Berx formeel: er moest worden ingegrepen.

Brussel leek Antwerpen te beschouwen als een ver land en loste toen allerlei maatregelen. Ik stapte naar de Brusselse regering om hen te waarschuwen en het resultaat was dat minister van Gezondheid Alain Maron mij op tv uitlachte: 'We zijn goed bezig! Beter dan Antwerpen. En houd u vooral bezig met het runnen van uw eigen ziekenhuis!' Hij is zich daar later samen met collega Brussels welzijnsminister Van den Brande wel persoonlijk voor komen verontschuldigen. *Chique.*

Ondertussen zagen wij wel almaar meer patiënten binnensijpelen. Het was onbegrijpelijk dat de overheid zo lang wachtte om actie te ondernemen. We hadden gehoopt dat de overheid zou luisteren naar onze smeekbedes.

Ik heb toen gevraagd aan een verpleegkundige om foto's te nemen op onze intensive care. Die beelden toonden volle covidzalen met patiënten die werden beademd terwijl ze op hun buik lagen. Ik heb die foto's verstuurd naar toenmalig minister van Volksgezondheid Maggie De Block en Pedro Facon. 'Dit is aan het gebeuren en jullie moeten echt ingrijpen,' schreef ik. Ik was echt boos.

Toen hebben ze wel het Overlegcomité samengeroepen over de situatie in Brussel. Die avond volgden de eerste verstrengingen. Voortaan moesten de cafés om 23 uur sluiten.

Eindelijk waren de politici wakker geschud, maar het blijft eigenaardig dat een ziekenhuis zo hard aan de boom moest schudden voor er iets gebeurde. Het wás ondertussen ook te laat, want we zijn toen recht in de tweede golf gesukkeld. Bij ons personeel waren de frustratie, de onmacht en de boosheid daarover haast tastbaar aanwezig. Ik kan het nog altijd voelen.

Gelukkig waren wij ondertussen wel gerodeerd: we wisten wie wat waar moest doen. We openden opnieuw een hele verdieping van vier zalen voor covidpatiënten, opnieuw schaalden we de capaciteit van de intensive care en de medium care op.

We speelden toen flink boven ons gewicht. In normale omstandigheden heeft ons ziekenhuis een 'marktaandeel' van 1,86 procent van de hospitalisaties in België, maar tijdens de coronacrisis was dat 2,65 procent. Dat is bijna 45 procent meer.

Dat had te maken met onze ligging en met doorverwijzingen van zwaar zieke patiënten. Wij ontvingen disproportioneel veel covidpatiënten en verstrekten disproportioneel weinig non-covidzorg.

II. HET ZIEKENHUIS ALS OORLOGSZONE

Na de tweede golf hadden we ons deel wel gehad. Alleen kregen we het aantal covidpatiënten niet terug naar het niveau van voor de tweede piek. En jawel, een jaar na de eerste golf kwam er alweer een derde aangerold.

Niet overleggen, maar beslissen

Toen de derde golf op gang kwam, zagen we in verhouding meer patiënten die zwaar ziek waren dan in de tweede golf. Dat betekende dat onze intensive care sneller volstroomde en daardoor moesten we onze reguliere zorg weer afbouwen.

Binnen de crisiscel bespraken we wat we zouden doen. Een oplossing was de medium care heropenen, een tussenstation tussen intensieve zorgen en de gewone zorg. Maar hoe zouden we dat in de praktijk brengen?

Rond de tafel begonnen mensen te overleggen. We konden kiezen uit drie scenario's en de vraag welk scenario het beste was, bleef maar over en weer gaan. Bij iedere afdeling was er wel iets van bezwaar: wij hebben meer patiënten, zij kunnen dit, enzovoort. Iedereen verdedigde zijn eigen winkel.

Na dat overleg een kwartier aangehoord te hebben, klopte ik op tafel en zei: 'We kiezen voor scenario 1. Dat is de beslissing.'

Iedereen zweeg. Ik zag enkelen denken: oef, eindelijk. Anderen zaten te knarsetanden, want zij moesten hun medewerkers uitleggen wat Noppen had beslist. Maar: iemand hád wel beslist. De hoogste in rang moet de beslissing nemen.

Ik vroeg vervolgens retorisch: 'Iedereen akkoord?'

Iedereen zweeg. Maar als iemand had gezegd: 'Noppen, ge vergist u, want deze feiten zeggen dit en dat...', dan had ik gezegd: 'Oké, in dat geval kiezen we voor scenario 2.'

Dat zou ik echter niet hebben gedaan als iemand had opgeworpen: 'Ik denk dat dit of dat zal gebeuren en ik vrees dat dat niet zal werken. En ik vind dat niet eerlijk, want wij moeten altijd opdraaien voor de ellende.' Dat zijn vermoedens, meningen en aannames. Geen feiten. Ik houd op zo'n ogenblik alleen rekening met feiten.

Gelukkig speelde het scenario waarbij ik finaal de gordiaanse knoop moest doorhakken, zich niet élke keer af, want dat zou van het goede te veel geweest zijn.

En ik mag hopen dat een vierde golf uitblijft.

Quality is in da house

Vertrouwen is altijd belangrijk en zeker in crisistijden.

Toen duidelijk werd dat we de wettelijk vastgelegde aanbestedingsprocedures om beschermingsmateriaal en respiratoren aan te kopen, niet konden volgen, klopte ik aan bij de voorzitter van de raad van bestuur en de regeringscommissaris. Eigenlijk vroeg ik hen niet meer of niet minder dan dat ze me zouden vertrouwen.

'We moeten beslissingen nemen die op de keper beschouwd onwettelijk zijn,' legde ik uit.

Ik vroeg hen om een soort volmachten en zij schonken mij het vertrouwen om als een goede huisvader te handelen. Ik briefte hen wel elke week over de stand van zaken in het ziekenhuis.

Omgekeerd heb ik zelf heel veel vertrouwen geschonken aan de domeinexperts in onze vijf werkgroepen. Het was onze taak om ervoor te zorgen dat zij zich op hun corebusiness konden toeleggen. Ook en vooral binnen ons (uitgebreid) directieteam, was en is vertrouwen een sleutelwoord.

Vertrouwen en respect krijg je alleen maar als je het ook geeft. Mensen moeten erop kunnen vertrouwen dat jij vertrouwen geeft. Dat komt er niet op een-twee-drie.

Door corona weet ik nu heel duidelijk dat ik mijn mensen kan vertrouwen. Ik heb er zelfs een nieuwe baseline voor ons ziekenhuis aan overgehouden. Die klinkt alsof hij uit de mond komt van een rapper: *'Quality is in da house.'*

Het voorbije jaar heeft mij geleerd dat we ongelooflijk veel kwaliteiten en capaciteiten in huis hebben. Vroeger deden we snel en vaak een beroep op externe consultants, terwijl we nu beseffen dat veel van onze eigen mensen erg veel weten over onderwerpen binnen én buiten hun job. Zij namen initiatief en verantwoordelijkheid. Vaak waren het zelfs mensen van wie je het niet echt had verwacht. Tegelijk kropen sommige anderen angstig onder een steen, dat hebben we helaas ook gezien.

Maar ik weet nu met zekerheid: het niveau van onze medische kennis en kunde ligt fantastisch hoog. En op geen enkel moment tijdens die hectische crisisweken en -maanden hebben mensen gevraagd om meer betaald te worden, hoewel sommigen letterlijk dag en nacht werkten, zeven dagen per week. Uiteraard hebben we dat achteraf geregeld, maar die mensen deden dat omdat ze *intrinsiek* gemotiveerd waren, niet omdat ze een hoger loon verwachtten.

Mijn vermoeden is dat zij zich zo inspanden omdat ze zich eindelijk eens honderd procent konden toeleggen op wat ze echt wilden en konden doen. Ze moesten geen rapporten opstellen, vergaderingen bijwonen of lijstjes afvinken. Neen, ze konden zich beperken tot wat nog altijd de essentie is: patiënten helpen. Dat is de grootste motivatie die er is.

In managementcursussen is een van de jongste buzzwoorden: *purpose*. Ik denk dat Machiavelli dit *necessità* zou noemen. En ik heb met eigen ogen gezien dat dat inderdaad werkt. Wij waren opeens een *purpose-driven organisation*.

Autonomy, *mastery* en *purpose*: als je die drie bundelt, heb je intrinsiek gemotiveerde mensen.

Dat de belangrijkste motivator intrinsiek is, vermoedde ik al, maar covid heeft dat heel duidelijk bevestigd. Een financiële prikkel komt slechts op de tweede plaats. Uiteraard moet je mensen gepast belonen, maar dat is niet wat mensen drijft. Als je mensen wilt bedanken en waarderen, doe je dat in de eerste plaats met woorden, tekens en handgebaren. De financiële *reward* komt pas achteraf.

Het beste bewijs dat loon niet de drijfveer is, leverden de verpleegkundigen die tijdens de covidgolven mínder moesten werken – hun zorg was niet langer toegelaten of draaide op een lager pitje. Veel van die mensen zijn mij spontaan komen vragen om een deel van hun zorgpremie te schenken aan een gemeenschappelijke pot van onze Foundation, ter ondersteuning van de collega's die het net erger te verduren hadden gekregen. Ik denk niet dat je dat in veel andere ziekenhuizen kon zien. Ook dát is het UZ Brussel – en daar ben ik fier op.

Innovatie in tijden van crisis

De medische wereld is er een die moeilijk en niet graag verandert. Het paradoxale is dat we tijdens de covidcrisis net een enorme wendbaarheid en veerkracht zagen om snel, creatief en krachtdadig in te grijpen.

Die *agility*, die wendbaarheid en veerkracht van mensen, heeft mij positief verrast. Ik zag het niet alleen in ons ziekenhuis, maar in het hele veld, ook bij huisartsen en woon-zorgcentra. Eigenlijk bij alle zorgpersoneel. Ze hebben veel sneller gereageerd dan welke overheid ook – en we hebben nochtans veel overheden.

Die *agility* passen we ook toe op onszelf. Op dit moment bouwen we een nieuwe intensive care. In 2020 hebben we onze IC-capaciteit in heel korte tijd verdubbeld, maar dat was een hele heksentoer. Nu willen we de nieuwe intensive care zo bouwen dat we ze bij wijze van spreken met een vingerknip kunnen ontdubbelen.

Covid bracht ons ook technologische innovatie. Op een bepaald moment kwamen hier zo veel covidpatiënten binnen dat we te weinig testcapaciteit hadden. Daarop stelden de radiologen voor om van iedere patiënt een *low-dose* CT-scan te nemen. Covidpatiënten hebben namelijk bijna altijd eerst longproblemen.

Ook enkele andere ziekenhuizen pasten die methode toe. Daardoor werd er op korte tijd zo veel gescand dat de ingenieurs van de VUB en van Icometrix genoeg digitale data hadden om een algoritme te schrijven. Dat algoritme gaf de artsen een erg accurate *decision support* over de aanwezigheid en de ernst van covid. In enkele weken tijd was dat gefikst, terwijl het normaal maanden duurt om zo'n constructie op te zetten. Dat algoritme was ook zelflerend: bij elke patiënt werd het slimmer. Vandaag wordt het wereldwijd in zo'n achthonderd ziekenhuizen gebruikt.

Ook andere VUB-ingenieurs vroegen of ze konden helpen. 'Wat heb je nodig?'

'Respiratoren,' zei ik.

'Luchtpompen dus.'

In enkele weken tijd hebben ze iets in elkaar gestoken waarmee patiënten konden worden beademd. De motor kwam van een ruitenwisser van een auto en de maskers waren snorkelmaskers uit de Decathlon. De ingenieurs plaatsten die constructie als *open source* op het internet. Onder andere in Zuid-Amerika zijn ze die schema's gaan gebruiken.

Dankzij covid maakten we ook een digitale disruptie mee die we grotendeels zullen behouden.

Toen we geen raadplegingen meer mochten doen, schakelden we massaal over op teleconsultaties via telefoon of videocall. Wij gingen van nul naar meer dan achthonderd teleconsultaties per dag. Daarna maakten we ons eigen platform waarmee dagelijks honderden teleconsultaties plaatsvonden. Dat werkte eigenlijk fantastisch goed, zeker als je geen alternatief hebt.

Telegeneeskunde stond al in 2014 in het regeerakkoord, het was een van de *bullet points* van Maggie De Block. In maart 2020 was er echter nog altijd niets geregeld, want er was altijd wel iemand tegen. Daar is zes jaar over gepalaverd en gezeverd. Na amper enkele weken covid was het plots in orde en deden we dat gewoon. Opeens was het wel mogelijk en had het RIZIV in enkele weken tijd een tegemoetkoming geregeld. *Never waste a good crisis.*

We vroegen de patiënten wat zij vonden van de teleconsultaties en dat bleek heel goed mee te vallen. Conclusie: veel dingen waarvan we op voorhand dachten dat ze niet zouden lukken, bleken perfect te kunnen.

Ook thuiswerken is daar een voorbeeld van. Op een bepaald moment werkten zevenhonderd à achthonderd mensen continu van thuis uit. Wij voorzagen de IT-infrastructuur en sloten in een recordtijd een cao met de vakbonden. Iedereen kreeg een rugzak mee waarin alles zat om van thuis uit te werken en er was een reglementair kader. Dat is in een paar weken tijd allemaal gelukt. Van een honderdtal naar zevenhonderd thuiswerkers: *poef!*

Dat leert een crisis je: je kunt heel snel vooruitgaan zonder al te veel ballast, terwijl sommige dingen in normale tijden jaren kosten.

Zelfs in de rustige fase tussen de pieken in zaten er continu vierhonderd mensen thuis te werken. Dat had een enorme impact op het aantal parkeerplaatsen en er was veel minder tijdverlies doordat mensen zich niet meer moesten verplaatsen. Dat zijn voordelen van het 'nieuwe werken' die je wenst te behouden.

We hebben onze mensen inhoudelijk gevraagd wat ze vonden van thuiswerken. De meesten vonden het fantastisch. Ze zouden het niet voor de volle honderd procent willen doen, want je wilt af en toe je collega's zien, maar thuis kun je je wel efficiënt organiseren. De toekomst belooft een evenwichtige en individuele mix van thuis- en kantoorwerk.

Wat we niet hebben gedaan, is tijdelijke werkloosheid inroepen, zelfs niet tijdens de zwaarste momenten van de crisis. We hebben altijd geprobeerd om iedereen als één team aan boord te houden.

Zo ontstond hier bijvoorbeeld een tijdelijk naaiatelier waar tachtig medewerkers – in theorie technisch werkloos door het wegvallen van de niet-covidzorg – aan de slag gingen om massaal maskers, schermen en schorten te maken. Ik ben er langsgegaan met koning Filip.

Naast ons ziekenhuis ligt Villa Samson, waar patiënten in normale tijden in contact komen met dieren – België is een van de weinige landen ter wereld die huisdieren in het ziekenhuis verbieden. Maar door covid was Villa Samson gesloten. Enkele mensen hadden toen het idee om er Villa Veerkracht van te maken. Iedere medewerker die het moeilijk had, kon er praten met een psycholoog of een traumadeskundige. Of je kon er wat met de dieren spelen. Na een zoveelste shift in een ruimtepak kwamen mensen die het even niet meer zagen zitten, er tot rust. Andere psychologen werden ingeschakeld in een interne vliegende steunbrigade.

Ook veel van onze kinesisten hadden door corona plots niets meer omhanden, dus deden zij de ronde in het ziekenhuis om verpleegkundigen een ontspannende massage te bezorgen.

Blijven rondwandelen

Niet alleen psychologen en kinesisten wandelden door het ziekenhuis, ook deze CEO deed dat.

In pre-coronatijden promootten managementgoeroes al de zogenaamde *gemba walks*. Dat betekent dat je als baas op de werkvloer gaat wandelen en spreekt met je mensen. Dan ga je bijvoorbeeld vrijdagnamiddag telkens tussen een en twee uur zogezegd spontaan ergens de vloer op. Aangekondigd nog wel.

Het principe ligt voor de hand, maar in de praktijk deden we dat dus maar half en half en eigenlijk totaal fout. Zoiets verwatert ook snel.

Maar tijdens de coronacrisis heb ik, samen met het hele directieteam, geleerd dat je elke dag moet ronddwalen. Nu bezoek ik elke dag een andere verdieping of wandel ik een andere zaal binnen. Van verpleger tot magazijnier, van schoonmaker tot hoogleraar, niemand ontsnapt aan mijn vraag: 'Hoe is 't?'

'Ça va,' krijg je dan meestal als antwoord.

'En hoe is het nu écht met u?' vraag ik vervolgens, want zo gemakkelijk laat ik mij niet afschepen.

Die vraag krijgt een heel andere lading als je net enkele uren in een ruimtepak op de covidafdeling hebt gestaan. Al doende heb ik geleerd hoe groot het belang daarvan is. We vergeten soms hoe simpel het kan zijn om contact te maken met andere mensen.

De coronacrisis heeft mij meer bijgebracht over *leadership* en management dan alle opleidingen die ik ooit heb gevolgd en alle managementboeken die ik heb gelezen. Voor mij was de grote les van deze crisis: hoe breng je in de praktijk wat iedereen leest en weet? Want iets weten is nog iets anders dan het ook doen. *Walk the talk* is niet vanzelfsprekend.

Op momenten dat de curve daalde en we tussen pieken van toenemende besmettingen en patiënten in zaten, betrapte ik mezelf er echter op dat ik soms dagen liet passeren zonder rond te wandelen. Ik leerde ook dat het geheugen kort is en de weg naar de hel wel degelijk geplaveid met goeie voornemens. We hebben altijd de neiging om heel snel in oude gewoontes te verzanden.

Toch denk ik dat we tijdens de crisis dingen hebben geleerd die we zullen blijven gebruiken in het leven na corona.

DE WORSTELENDE OVERHEID

III

III. DE WORSTELENDE OVERHEID

Het onmogelijke trilemma van covid

Sinds covid toesloeg, heb ik de mooiste Insead-case meegemaakt die je je maar kunt inbeelden. Ik kan nu het crisismanagement van de overheid vergelijken met dat van een instelling. Wat hebben wij verkeerd en goed gedaan en hoe deden zij het?

Om een crisis aan te pakken zijn er drie niveaus: de strategie, de tactiek en de concrete uitvoering. Elk plan van aanpak begint met een strategisch doel. Je stelt de vraag: waar willen we naartoe? Wat is ons strategische einddoel?

De tweede vraag is: wat is onze tactiek, welke methodes gebruiken we om ons doel te bereiken?

Het derde punt is de concrete uitvoering, de *operational effectiveness*. Wat je hebt beslist, moet je zo goed mogelijk uitvoeren.

Voilà, dan heb je een model.

Tijdens de eerste covidgolf was het strategische punt aan de horizon duidelijk: 'Wij willen geen Bergamo. We zullen er alles aan doen om te vermijden dat we worden overspoeld en dat er chaos ontstaat.'

Dat is toen gelukt, maar daarna waren we niet verlost van het virus, want er volgde nog een golf van covid en dan nog een. Alleen ontbrak het ons toen aan een strategisch einddoel. Het was niet zozeer het virus dat ons parten speelde, maar onze besluitvorming – of het gebrek daaraan. Om covid op te lossen verlangden we in Europa het onmogelijke: we wilden én individuele vrijheid én volksgezondheid én economie.

Het resultaat? We kregen geen van de drie, want het virus bleef woekeren en het maatschappelijke leven stilleggen.

Wat een verschil met de landen ten westen van de Stille Oceaan. Daar bestaat covid nauwelijks nog, zij zijn praktisch covidvrij. In Zuidoost-Azië, Australië en Nieuw-Zeeland was covid zoals wij het kennen en beleven allang voorbij vóór onze derde golf. Die landen waren gewoon weer open.

Hoe hebben ze dat gedaan?

Zou de oosterse ingesteldheid ervoor zorgen dat covid in de Pacific sneller dan bij ons iets uit het verleden zal zijn? Al lang voor covid viel het op dat veel Chinese toeristen op de Brusselse Grote Markt rondliepen met een mondmasker. Overal waar veel volk is, doen ze dat.

Die reflex stamt uit de grote pandemie van 1918-1919. Iedereen droeg toen een mondkapje en de Aziaten zijn dat blijven doen. Ze doen dat zeker als ze zelf ziek zijn – om anderen te beschermen dus. Daar zit een groot verschil: zij hebben een meer collectieve mentaliteit. Zij lijken meer ingesteld op het publieke belang dan op hun individuele belang.

Misschien is dat de uitleg waarom Oost-Aziatische landen covid sneller kleinkregen? Maar dat verklaart nog altijd niet het succes van Australië en Nieuw-Zeeland.

Perth, aan de Australische westkust, is een rijke en vooral heel mooie stad – als longarts had ik indertijd het genoegen om er leerstoelhouder te zijn. Zodra ze daar een covidgeval vaststelden, legden ze alles een week lang plat, tot ze hadden achterhaald waar en hoe die persoon was besmet. *Full lockdown*, álles dicht. En na tien dagen ging alles weer open.

Tijdens de Australian Open in februari 2021 werden in Melbourne vijf gevallen van covid vastgesteld in de hotels. Baf, alles dicht, alle tenniswedstrijden vonden plaats zonder publiek. De Australiërs deden dat gewoon. En het straffe was nog dat de bevolking dat fantastisch vond.

In Nieuw-Zeeland heeft premier Jacinda Ardern een *approval rate* van meer dan tachtig procent in de polls. Niet moeilijk: in een heel jaar telde haar land amper zesentwintig doden door covid – evenveel als onze *dagelijkse* dodentol tussen de tweede en derde piek.

Je mag dan nog zeggen: 'Jamaar, Nieuw-Zeeland is een eiland!' Wel, Thailand is géén eiland, maar deed het ook heel goed. Vietnam, Singapore, Taiwan en Zuid-Korea: zelfde verhaal. Pas op: *rien n'est acquis*. Ook daar kan het weleens opnieuw mislopen – dat kun je bijna voorspellen. Maar die landen tonen wel aan: halve vrijheid, die jojo van verstrengingen en versoepelingen, bestaat niet. Een effectief beleid gaat uit van alles of niets.

Shanghai, een stad met vijfentwintig miljoen inwoners, ging vijf dagen op slot nadat er in de luchthaven één covidgeval was vastgesteld. Toen ze hadden gevonden waar die besmetting vandaan kwam, mocht alles weer open.

Ik pleit daarmee niet voor het Chinese model. Waar het om gaat, is de strategie. Wat wil je bereiken? Die vraag ontbreekt in Europa. Willen we naar een *zero tolerance*? Naar leven met het virus? Hoeveel hospitalisaties, IC-bedden en doden hebben we daar wekelijks voor over? Het valt op dat we geen duidelijk antwoord hebben. Zelfs in een klein land als het onze schijnt de strategie nogal te variëren.

Wij hebben negen ministers van Volksgezondheid. Ik zou nu eens van al die excellenties willen horen wat ze willen bereiken.

In maart 2020 was het antwoord nog simpel: 'We don't want Bergamo.'

Na de eerste piek hebben we ons vergist – ik ook – door meteen vrolijk op terrassen te gaan zitten. We geloofden dat corona voorbij was, maar het virus bleek een blijvertje. We hadden de curve helemaal moeten platslaan. *Crush the curve*, niet *bend the curve*.

Toen er in de zomermaanden een uitbraak opdook in een vleesverwerkend bedrijf, hadden we die cluster totaal moeten afsluiten tot er helemaal geen gevallen meer waren en hadden we massaal moeten testen en tracen. Waterdicht.

Dat deden we niet en enkele maanden later werden we overspoeld door de tweede golf. Toen die luwde, raakten we echter niet meer terug naar de cijfers van na de eerste piek. We bleven steken op een hoog plateau. In februari kwam onze wiskundige Kurt Barbé daarom af met een nieuwe uitdrukking: 'De toestand is fragiel-stabiel.' Daarmee bedoelde hij: de toestand lijkt stabiel, maar het kan elk moment alle richtingen uitgaan.

De besmettingscijfers zaten op een plateau dat eigenlijk meer een zaagtand was: de hele tijd ging de curve omhoog en omlaag. Maar op onze intensive care werden wij gewaar dat het aantal opnames weer begon te stijgen. Enkele ziekenhuizen meldden zelfs dat hun afdeling intensieve zorgen stilaan weer volliep. Heel lokaal zag je al piekjes.

De aandachtige waarnemer wist toen al: hier gebeurt iets.

Tegenover de overheid pleitten we voor voorzichtigheid bij het lossen van de maatregelen. Als we dat zouden doen, was het het beste om slechts één maatregel tegelijk te lossen, zodat we wisten welk effect dat had. Als je in een keer vijf maatregelen laat varen, zoals gebeurde na de eerste golf, doe je niets anders dan de volgende catastrofe voorbereiden.

III. DE WORSTELENDE OVERHEID

Onder de nieuwe federale regering van Alexander De Croo was het effectief heel lang rustig. Er weerklonken weinig dissonante stemmen – alleen Georges-Louis Bouchez kon het niet laten om de virologen tegen de schenen te schoppen. Maar in februari begon er zich weer meer politici te roeren.

Toen de besmettingscijfers nog veel te hoog en de vaccinatiecijfers nog veel te laag waren, besliste de regering om de kapsalons weer te openen. Wel, ik denk dat ze de risico's daarvan op de achterkant van een bierviltje hebben berekend.

Ik had in maart 2021 veel zin om naar het Overlegcomité te stappen en te zeggen: gooi alles dicht tot en met de paasvakantie.

Vanuit Thailand kreeg ik mails van Belgische expats: 'Wat zijn jullie daar toch aan het doen? Bij ons bestaat covid niet meer.' Toch kan het ook daar snel veranderen bij de minste nonchalance. In Thailand duiken er opnieuw grotere uitbraken op. Ook in Japan zien we er meer en dat in de aanloop naar de Olympische Spelen: ik ben benieuwd waarop dat zal uitdraaien. Ik hoop dat ze daar hun strategische doel in het oog blijven houden.

Maar wat willen wij vandaag? Willen we leven met het virus? Hoeveel dagelijkse overlijdens vinden we aanvaardbaar? In de weken voor de derde golf zaten we met vijfentwintig doden per dag en niemand leek daar om te malen. We aanvaardden dat er bij wijze van spreken elke dag een bus tegen een brug reed of dat er elke week een Boeing 737 uit de lucht viel.

In de landen aan de Pacific was het doel simpel: wij willen geen covid, want het doodt mensen én ruïneert de economie. In China en Australië groeit de economie zowaar. Ook Nieuw-Zeeland deinst er niet voor terug om Auckland, hun grootste stad, een week dicht te gooien wegens één covidbesmetting. En daarna gaat alles weer open. Het gevolg is dat ze fantastische economische cijfers laten noteren. Je kunt pas een gezonde economie hebben als er geen virus meer is.

Hier denken we altijd dat we een evenwicht kunnen vinden met het virus. Beseffen wij niet dat de economie pas kan heropleven als we het virus quasi helemaal hebben onderdrukt?

Tactisch getalm

Een mooie quote die je nu nog altijd ziet circuleren, komt van de antieke Chinese veldheer Sun Tzu: '*Strategy without tactics is the slowest route to victory. Tactics without strategy is the noise before defeat.*'

Hoe meer ik erover nadenk, hoe meer ik moet vaststellen dat we in België strategie, tactiek en uitvoering de hele tijd door elkaar slaan en met elkaar verwarren. Als strategie gaat over welk einddoel je wilt bereiken, dan is tactiek de volgende stap: hóé bereik je dat punt? Wat hebben we nodig?

Dat gaat bijvoorbeeld over de vraag of scholen sluiten of openblijven. Of over de kapsalons en de horeca. Ik begrijp heus wel dat die mensen zwarte sneeuw hebben gezien doordat ze zo lang dicht moesten blijven, maar de economische ravage hier is een pak groter dan in landen die hebben gekozen voor een heel harde, maar korte lockdown, zoals China en Australië.

Wij krijgen het covidtrilemma maar niet opgelost – toch niet zonder vaccins.

In België vinden we het echter normaal dat er elke vijf dagen een Boeing 737 Max neerstort. We zijn tolerant geworden voor iets dat we heel anders hadden kunnen aanpakken. Ons morele kompas staat hierop afgesteld. Dertig doden per dag: dat aanvaarden we.

Hoe meer ik het bekijk, hoe vreemder ik dat vind.

Operational (in)effectiveness

Tactisch gezien maakten we niet de beste keuzes, maar dan heb je ook nog het niveau van de *operational effectiveness*, de concrete uitvoering van wat je hebt beslist te doen. Dat gaat bijvoorbeeld over het testen en tracen, de grenscontroles, het naleven van quarantainemaatregelen, enzovoort.

In de communicatie van onze overheid was dat niet altijd duidelijk en in de praktijk vertaalde zich dat in een vrij chaotische manier van werken.

Nochtans deden we het de eerste drie maanden onder Alexander de Croo goed. De maatregelen waren evenwichtig. De scholen bleven open, maar toch zakten de cijfers. Alleen voelde je hoe het in februari begon mis te lopen. De versoepelbrigade – een woord dat ik kennelijk niet meer kan tweeten zonder een stormpje te veroorzaken – liet zich almaar nadrukkelijker horen. Terrassen konden toch geen kwaad? Kappers mochten toch weer open? De druk werd almaar groter.

Maar wij wisten dat er iets zat aan te komen – voor de derde keer op rij. Tegen eind maart zagen we de prijs die we betaalden voor de heropening van de kappers, meer buitensport en meer contacten. Dat leidde tot de derde golf. En een nieuwe semilockdown. Voor de troepen – en de bevolking – was dat niet plezant.

Ook in de ons omringende landen zag je dat beleid van het onmogelijke evenwicht. In Nederland en Frankrijk braken er rellen uit. Ik had nog gedacht dat de Belgen gedwee genoeg waren om die nieuwe maatregelen te aanvaarden, maar La Boum in het Ter Kamerenbos toonde een ander beeld. Op een bepaald moment is het geduld namelijk op. Na de massale solidariteit en dankbaarheid voor de zorgsector tijdens de eerste golf en de gelaten aanvaarding van de strenge en lange lockdown tijdens de tweede golf was er bij een groot deel van de bevolking geen krediet meer. Zeker bij jongeren was de roep om vrijheid groot. Dat partijvoorzitters en zelfs ministers van de diverse regeringen om de haverklap de boodschap verspreidden dat het nu wel genoeg was geweest, was daar niet vreemd aan.

Vaak klonk het in de media dat mensen – of het nu jongeren, muzikanten of horeca-uitbaters waren – snakten naar perspectief. Inderdaad, er was geen perspectief. Want er was geen strategisch einddoel, geen coherente tactiek en geen gestroomlijnde uitvoering.

Elke organisatie die zichzelf een beetje serieus neemt, besteedt nochtans veel tijd aan het definiëren van het grote doel: waar willen we naartoe? En hoe gaan we dat doen? Hoe voeren we dat concreet uit? Waarom past ons land dan niet de *governance* toe die elk bedrijf toepast? Wat is nu toch het grote verschil tussen de nv UZ Brussel en de nv België? Of tussen West-Europa en de West-Pacific?

Ik denk: onze neiging om heel veel te overleggen en zeer weinig of zeer laat te beslissen.

III. DE WORSTELENDE OVERHEID

Hoe goed overleg leidt tot slechte beslissingen

Bij crisismanagement moet je handelen en heel snel terugkoppelen. Fouten maken is niet erg, als je ze maar herkent en herstelt. Veel erger is het om niets te doen en acties uit te stellen. "One of the greatest human failings is to prefer to be right than to be effective" zei Stephen Fry. Moed en lef zijn op dergelijke momenten onontbeerlijk. *Machiavelli's lef*, zou Tinneke Beeckman zeggen.

Begin maart 2020 benadrukte epidemioloog Michael J. Ryan van de WHO dat nog eens toen hij veel overheden zag aarzelen om in te grijpen: '*If you need to be right before you move, you will never win. Speed trumps perfection, perfection is the enemy of the good.*' Als je perfect wilt reageren op een virus, dan ben je te laat en wint het virus sowieso.

Wat deden de beleidsmakers in België? Ten eerste: ze leerden te weinig uit hun fouten. Ten tweede: ze slaagden er niet in het overleg te overstijgen.

Als je alleen maar veel overlegt en weinig en traag beslist, zul je ook weinig foute beslissingen nemen – en net dát is de grote fout. Stop met vol te houden dat je geen fouten hebt gemaakt: neem beslissingen, maak fouten, geef die toe en leer eruit.

De stelregel is dat snelheid voor alles komt. Maar onze uitvoerende overheden hebben het daar heel moeilijk mee: onze ministers geloven dat er continu overlegd moet worden. Ze vinden het heel goed dat het overleg maar blijft doorgaan.

Dat je in een noodsituatie vooral snel moet beslissen, krijg ik maar niet uitgelegd aan veel beleidsverantwoordelijken. Zij blijven vasthangen aan ruim en breed overleg.

Die manier van denken en werken laat geen performant crisismanagement toe.

Een eyeopener voor mij was toen ik eind oktober 2020, in volle tweede golf, samen met Hilde Crevits in *De afspraak* zat, toch een straffe vakminister. Als viceminister-president van de Vlaamse regering legde zij uit waarom het Overlegcomité de coronamaatregelen in september had versoepeld. 'We hebben de beslissing genomen met de kennis die we toen hadden,' zei ze.

Ik heb haar met handen en voeten proberen uit te leggen dat die versoepelingen dramatisch waren, maar zij bleef beweren dat ze hadden geoordeeld 'op basis van de gegevens van toen'.

Met alle respect voor mevrouw Crevits, maar dat was niet waar. Ik toonde in de uitzending een tweet die ik al op 22 juli had verstuurd met een waarschuwing over de dramatische cijfers. Ook verscheidene experts hadden toen publiekelijk de alarmbel geluid. Toch heeft de overheid de maatregelen versoepeld, ondanks de kennis die men toen wel degelijk had.

Waarom deden ze dat? Omdat er stevig was gelobbyd, natuurlijk, en omdat versoepelen voor politici altijd aangenamer is dan verstrengen. Maar nog geen maand nadat de overheid de noodlottige beslissing had genomen om de maatregelen te lossen, zaten we met een gigantische tweede piek.

Hilde Crevits verdedigde zich in *De afspraak* ook met de stelling dat er zeer goed was overlegd tussen de regionale en de federale overheden. Kijk, je mag zo veel overleggen als je wilt, tijdens een crisis zoals deze moet er één centraal commando zijn. Je moet naar een soort oorlogskabinet gaan. De beslissingen die je neemt, mogen niet afhangen van blijvend overleg, want die tijd héb je niet wanneer je in een exponentiële groeicurve zit. Dat is de eerste les in rampenmanagement.

Ik heb mevrouw Crevits gezegd dat we in België nood hebben aan een wettelijke basis waarmee we de noodtoestand kunnen uitroepen. Maar zij bleef hameren op het goede overleg tussen de verschillende regeringen.

Néén! Er moet een *hiërarchie* zijn wanneer je in een crisissituatie zit. In Duitsland, eveneens een federale staat, is die hiërarchie er wel degelijk: op een bepaald moment beslist bondskanselier Angela Merkel voor heel Duitsland. En als ze zich dan vergist, neemt *zij* openlijk de verantwoordelijkheid op zich. Evenzo in alle andere federale landen. Maar in ons land is iedere regering evenwaardig en werk je via overleg naar een soort consensus, zodat er voor iedereen wel iets inzit. Dat werkt misschien in vredestijd, maar niet wanneer je *snel* moet beslissen.

Wat zag je bij ons? Op een bepaald moment telde ons land zes ministers van Mondmaskers. Je moet dat eens proberen uit te leggen aan de mensen van de afdeling intensieve zorgen wanneer ze amper genoeg maskers hebben om zichzelf te beschermen. Er was een minister van Elastiekjes en een van Filters: ik snap niet dat ze niet van schaamte onder het tapijt zijn gekropen.

In crisistijd moet je je snelheid van handelen opdrijven en dus je hele *governance* wijzigen. Je kunt geen duizend overlegraden meer laten samenkomen, dus moet je volmachten vragen en geven. Dat betekent voor een regering: de noodtoestand uitroepen.

Helaas. België is een van de weinige landen ter wereld waar de noodtoestand niet kan worden uitgeroepen, want dat is (grond)wettelijk blijkbaar niet mogelijk. Heel veel burgers trokken daarom naar de Raad van State om coronamaatregelen nietig te laten verklaren wegens onvoldoende wettelijke basis. Dat toont nog maar eens aan dat zo'n noodwet nodig is – blijkbaar is men daar nu toch aan aan het werken.

In volle covidcrisis klaagden sommigen erover dat de regering zoveel besliste via ministeriële besluiten, zonder parlementaire controle. Wel, in tijden van nood vind ik dat een fout debat. De regering moet het parlement inlichten, maar als de tijd dringt, kun je niet verwachten dat alles langs het parlement passeert. Waarom zou je over elke beslissing een uitgebreid parlementair debat houden als je door de particratie op voorhand al weet wat die beslissing zal zijn? Wat is daar de zin van, behalve de verplichte nummertjes van individuele politici?

Je moet niet het paard voor de kar willen spannen. Een parlementair debat – en ik zeg dat als absolute democraat – is niet de juiste manier om een crisis aan te pakken. Evenmin mag je het permanent uitschakelen. *Checks and balances*: daar gaat het om. Evenwicht. Daar moeten we in België aan werken.

In een parlementaire democratie kun je perfect op voorhand afspreken wanneer je een noodtoestand uitroept – bijvoorbeeld bij een terreuraanval, een kernramp of een pandemie. Je legt de criteria voor een noodtoestand vast, zodat je die kunt inroepen wanneer dat nodig is. Zo schakel je in het geval van een calamiteit onmiddellijk over op crisismanagement, met een eenheid van commando, uitvoering en communicatie.

In een noodtoestand moeten er korte lijnen zijn tussen de regering en de experts. Het commando moet zo centraal mogelijk liggen, wat in ons land betekent: op het federale niveau. Het is het federaal parlement dat de federale regering een mandaat moet geven.

Alle randvoorwaarden kun je op voorhand vastleggen. In die constellatie kun je nog altijd elke week feedback geven aan het parlement. De noodtoestand geldt voor een beperkte termijn en de regering kan het parlement eventueel vragen om die termijn met enkele maanden ter verlengen.

And that's it. Moeilijker is het niet.

Alle landen die zo'n tactiek hebben gevolgd, waren al maanden voor de massale uitrol van de vaccins zo goed als coronavrij: Australië, Nieuw-Zeeland, Thailand, Zuid-Korea, Taiwan, Vietnam, China... Af en toe dook er een besmetting op of was er een lokale uitbraak en dan volgde er meteen een totale lokale lockdown.

Ook in het UZ Brussel voerden we een noodtoestand in toen de crisis begon.

We haalden de relevante experts – infectiologen, intensivisten, spoedartsen – naar het niveau van het directiecomité. Dat werd onze crisiscel. In het begin van de crisis kwamen we twee keer per dag een uur bij elkaar om te overleggen, te luisteren en te argumenteren. Daaruit distilleerden we een of desnoods drie scenario's waartussen we een keuze maakten. En zodra die beslissing was gevallen, had ze de kracht van wet. Daar werd nadien niet meer over gediscussieerd.

De crisiscel vertrouwde op de experts en wij vroegen de rest van het ziekenhuis om vertrouwen te hebben in onze beslissingen. Als CEO mocht ik werken met volmachten, maar ik gaf wel elke week feedback aan mijn raad van bestuur en de regeringscommissaris.

We hebben zeker fouten gemaakt, maar we hebben altijd geprobeerd om ze ten eerste te erkennen en ten tweede te corrigeren.

Zo'n systeem van *trust* en *purpose* kun je ook toepassen op de *governance* van de maatschappij. Maar de Belgische besluitvorming bleef de hele crisis lang overlegbesluit: zonder Overlegcomité besliste niemand iets. Er was geen hiërarchie en voormalig premier Sophie Wilmès had niet het leiderschap om op tafel te kloppen. Sinds de regering-De Croo is er federaal wel meer duidelijkheid in aansturing en commando gekomen. Toch heeft België na anderhalf jaar covid nog altijd geen pandemiewet – al hoop ik dat die bij het verschijnen van dit boek alsnog ondertekend zal zijn.

De waanzin van het compromis

In maart 2021 gaf ik een gelegenheidsles over de coronacrisis aan de derde master geneeskunde van de VUB – studenten die bijna dokter zijn. Ik liet hen nadenken over de basisregels van crisismanagement en over de vraag of onze overheid daaraan beantwoordde.

Spontaan zeiden die jonge bijna-artsen allemaal dat zij de complexiteit van de besluitvorming in ons land ook niet begrepen. Waarom was die zo ingewikkeld? Waarom hebben wij geen noodtoestandwet? Waarom moet er altijd worden overlegd en nemen ze niet gewoon een beslissing?

Dat die opmerkingen spontaan kwamen, zonder dat ik de studenten daartoe had gestimuleerd, overtuigde mij ervan dat mijn aanvoelen juist zat. Ik was daar blij om: ik beeldde me dus niets in.

III. DE WORSTELENDE OVERHEID

Eind februari droomden verschillende politici al van verregaande versoepelingen, terwijl de derde golf er zat aan te komen. Partijvoorzitters die pleitten voor versoepelingen terwijl de cijfers stegen: hoe haalden ze het in hun hoofd? Dat was onverantwoord. Ook ik was al die beperkende maatregelen beu, maar we moesten eerst iedereen gevaccineerd krijgen. En ik zag niet eens een brandend verlangen om die cruciale stap in orde te krijgen.

Enkele dagen voor het Overlegcomité van 26 februari zette premier Alexander De Croo de versoepelbrigade schaakmat, tegen het opbod van de partijen in: geflankeerd door wetenschappelijke experts drukte hij de hoop op versoepelingen kordaat de kop in.

In *De Standaard* kreeg De Croo lof voor zijn zet, maar tegelijk beschuldigden ze hem van *usurpisme*. De premier had het zowaar bestaan om initiatief te nemen! Machtsmisbruik! Terwijl hij dat goed en netjes had gespeeld, in het algemeen belang, tegen het opbod in.

Weet je wat mijn studenten zeiden? 'Waarom moest daar nog over worden overlegd? De feiten waren toch duidelijk? Versoepelen was niet mogelijk.'

In volle crisis rustig even overleggen en proberen een politiek compromis te bereiken is je reinste waanzin. Je hebt op zulke momenten geen overleg nodig, maar iemand die beslist.

Ik denk niet dat we in onze crisiscel veel compromissen hebben gesloten. Een compromis is het soort grijze beslissing waarover niemand echt tevreden kan zijn, terwijl wij probeerden om telkens voor de best mogelijke oplossing te gaan. We hebben onze beslissingen wel genomen na rijp beraad. En als we er eens niet uit raakten, zei ik: 'We gaan dit niet en dit wel doen.'

Dan zag ik bij sommigen ontevredenheid, maar ze legden er zich wel bij neer. En als we fout bleken te zitten, stuurden we ook snel bij.

Bij de overheid mis ik die korte feedbackloops en de *agility* om van koers te veranderen als er fouten opduiken. Men heeft kennelijk schrik om foute keuzes toe te geven.

Bij Frank Vandenbroucke en het federale team heb ik dat gevoel veel minder. Vooral Vandenbroucke lijkt volgens de wetenschappelijke methode te werken: er is een probleemstelling, je kiest een oplossing, ziet dat die niet werkt en dus probeer je iets nieuws. Op regionaal vlak mis ik dat.

Het is nochtans veel verstandiger om te zeggen: we hebben een verkeerde inschatting gemaakt. Je kweekt vertrouwen door je kwetsbaar op te stellen en af en toe toe te geven dat je iets niet weet. Nobelprijswinnaar Fysica Richard Feynman, beslist geen dommerik, zei zelfs: 'Het is een teken van wijsheid om af en toe te zeggen: ik weet het niet.'

Dat is de paradox van Socrates: hoe meer je weet, hoe meer je beseft dat je eigenlijk niets weet. In de wetenschap is dat zelfs een spijkerharde realiteit: de domeinen worden almaar kleiner. Op den duur weet je alles over niets.

Dus mis ik dat ook mensen in topfuncties zeggen: 'Ik weet het niet.' Zelfs de hoogste in rang moet dat af en toe kunnen zeggen.

Hoe meer je op alles een antwoord hebt, hoe meer je loterij speelt. Af en toe zul je juist zitten, maar onvermijdelijk zul je fouten maken. Als je die niet erkent en niet van koers verandert, maak je je fouten alleen maar groter.

Na de ontsnapping van Marc Dutroux in 1998 stapten minister van Justitie Stefaan De Clerck en minister van

Binnenlandse Zaken Johan Vande Lanotte op omdat een *champetter* de deur van de gevangeniswagen had laten openstaan. Dat was heel verregaand, maar dat was tenminste een erkenning van hun verantwoordelijkheid. Ik zeg niet dat politici na een fout altijd ontslag moeten nemen, maar dat die ministers ontslag namen, toonde wel dat ze een notie hadden van wat verantwoordelijkheid betekent.

Verantwoordelijkheid nemen hangt samen met beslissingen durven nemen en dat zie ik veel te weinig. In plaats van echte beslissingen te nemen, laat men in België liever allerlei commissies en adviesraden overleggen en het resultaat daarvan is altijd een compromis. Soms is dat de beste oplossing, maar even vaak ook niet. Als je huis afbrandt, moet je niet overleggen. Je huis staat verdorie in brand, dus begin je te blussen. Neem je verantwoordelijkheid en beslis. En als je je hebt vergist, geef je dat gewoon toe.

In het Verenigd Koninkrijk was één comité verantwoordelijk voor het beheren van de covidcrisis: het Joint Committee, met daarin de belangrijkste *talking heads*. Zij namen de beslissingen.

Bij ons heb je negen ministers van Volksgezondheid, verschillende interministeriële conferenties, ettelijke taskforces, een Risk Management Group, een Risk Assessment Group, administraties en een wetenschappelijk comité.

Quizvraagje: wie neemt nu de beslissingen?

Wanneer er in ons ziekenhuis een nieuw project op poten staat, stel ik altijd twee vragen. De eerste is: 'Wordt hier één patiënt beter van?' En als daar niet onmiddellijk een duidelijk antwoord op komt, dan beginnen we er niet eens aan. De tweede vraag luidt: 'Wie van ons ligt hier wakker van?' Bij elk project moet minstens een iemand het eigenaarschap op zich nemen. Een leider moet erop toezien dat zijn project in orde komt.

De angst voor het tweede spuitje

België maakte tweehonderd miljoen euro vrij voor de vaccinatiecentra en besteedde de organisatie uit aan de eventsector. Die mensen zijn ongelooflijk bekwaam in het opzetten van logistiek, gebouwen inrichten en mensenmassa's kanaliseren. Alleen hebben ze nog nooit met een vaccin gewerkt of een paramedische organisatie uitgebouwd.

Eind februari kwam BBC World kijken naar de grote feestelijke opening van het vaccinatiecentrum op de Heizel. Dat was fantastisch mooi gedaan, met kleurtjes, vlammetjes en muziek.

Er kwamen echter slechts twee patiënten opdagen. En die twee kregen zelfs geen vaccin toegediend, want het computersysteem werkte niet.

Ik mocht daarna op BBC World voor tientallen miljoenen kijkers uitleggen dat het land waar op dat moment de meeste vaccins ter wereld werden geproduceerd, er niet in slaagde om twee mensen te vaccineren, nog wel in een centrum dat was voorzien op vijfduizend vaccinaties per dag.

De reputatieschade voor ons land was enorm, maar niemand lag er blijkbaar echt van wakker, niemand zakte door de grond van schaamte. 'Er zijn wat kinderziektes, *ça va aller*, je zult wel zien,' lachten ze bij de Brusselse regering.

Ik vond dat lichtjes verbijsterend. Ik had niet kunnen slapen voor dat opgelost was.

Ondertussen zetten ze toen in het Verenigd Koninkrijk vijf miljoen spuitjes per week. Ook de Britten ondervonden hinder van productieproblemen bij de Belgische fabrieken van Pfizer en AstraZeneca, maar de vaccins die ze kregen, deelden ze wel uit. Bij ons lagen ze in de diepvries te wachten. Ik was af en toe jaloers op dat Britse flegma.

Laten we wel wezen: het Verenigd Koninkrijk heeft geluk gehad dat Boris Johnson in april 2020 met covid in het ziekenhuis belandde. Aanvankelijk dachten de Britten covid te kunnen aanpakken zoals de Zweden dat deden, maar ze waren even uit het oog verloren dat hun gezondheidsdienst NHS dat niet aankon. Toen Johnson zelf ziek werd, was het opeens alle hens aan dek om covid klein te krijgen.

Hun strategische eindpunt was: de NHS mag niet instorten. En de situatie was dramatisch, want de NHS viel net niet om. Dat zorgde voor urgentie en mede daardoor zijn ze erin geslaagd om met nauwelijks zes weken voorsprong miljoenen mensen te vaccineren, terwijl er in Europa haast nog niemand geprikt was.

Het Verenigd Koninkrijk startte al in de zomer van 2020 met de voorbereiding van de vaccinatiecampagne en op 8 oktober hadden ze een concreet plan klaar. In januari kozen ze de vlucht vooruit en zeiden ze: 'We gaan zo veel mogelijk mensen zo snel mogelijk een eerste prik geven.'

Toen wisten ze al dat het eerste spuitje van het vaccin van Oxford-AstraZeneca minstens 65 procent bescherming bood tegen ernstige ziekte, hospitalisatie en overlijden. Ze volgden iedereen die werd geprikt, nauwgezet op en wat bleek: Ze volgden iedereen nauwgezet op en wat bleek: een eerste prik bood alvast 75 procent bescherming. Nadat ze in Schotland 1,3 miljoen mensen een eerste spuitje hadden gegeven, zagen ze een reductie van 85 procent in het aantal ziekenhuisopnames.

Dan doe je dat toch gewoon?

Dat de Britten massaal voor die *first jab* gingen, was goed crisisbeleid. Het was misschien niet heel academisch – hoewel ze zich altijd baseerden op feiten –, maar wel snel, zoals het hoort. En het werkte.

Daarbij heeft het Verenigd Koninkrijk handig gebruikgemaakt van de Brexit door sneller dan de Europese Unie de vaccins goed te keuren en door zelf contracten af te sluiten met de farmabedrijven.

Terwijl het Verenigd Koninkrijk in januari al vaccineerde met een duizelingwekkend tempo van tienduizenden mensen per dag, kregen in Vlaanderen – net als in de rest van continentaal Europa – exact nul mensen per week een prik. Wij waren toen nog maar pas begonnen een plan uit te werken. Die traagheid was soms nogal frustrerend.

Ik vraag me af hoe dat komt. Dat is nu toch niet moeilijk. Waarom ging het zo lang niet vooruit? Wat waren daar de redenen voor?

Angst. Voorzichtigheid. Risicoaversie.

Ik was daar echt boos over. 'Oei, oei, we hebben geen zekerheid over de tweede spuit...' Geef toch gewoon die eerste spuit! Na een prik ben je al voor bijna tachtig procent beschermd. Dan denk ik: *just go for it!* Maar neen, men bleef liever defensief.

De Britten hebben gegokt en ze hebben gewonnen. Zelfs bij een bescherming van 65 procent had hun demarche al winst opgeleverd. De Brexit zal hen nog zuur opbreken, vermoed ik, maar op het vlak van hun eigengereide vaccinatiestrategie, onafhankelijk van de EU, moet ik hen gelijk geven.

III. DE WORSTELENDE OVERHEID

Alweer miste de Europese Unie een kans om zich nuttig en populair te maken. Je zag geen leiderschap, je zag alleen een log administratief orgaan dat aan elkaar hing van de regels, en vooral van lidstaten die zich terugplooiden op zichzelf – de Europese gedachte is nog ver weg... Ze behandelde de gemeenschappelijke aankoop van vaccins als de aankoop van treinstellen, waarbij ze flink onderhandelde over de prijs. Israël daarentegen betaalde gewoon de prijs, maar wel met een strak onderhandeld contract. Half februari had het land zelfs al meer dan de helft van zijn bevolking geprikt.

Elke dag dat wij de vaccinatie uitstelden, zou ons uiteindelijk méér kosten – ook in mensenlevens.

Ach, ik zag zo weinig durf, zo weinig mensen die opstonden. En zo veel angst en middelmatigheid. Zijn de echte talenten niet meer geïnteresseerd om in de politiek te stappen?

De vaccinatievaudeville

Op 21 januari nam Vlaams minister Wouter Beke deel aan een videomeeting met alle Vlaamse ziekenhuisdirecteurs en topambtenaren.

Honderdveertig deelnemers luisterden met verbazing naar de strategie die de minister uitstippelde. Strategie was veel gezegd. Het was opnieuw verbijsterend om te zien hoe de overheid erin slaagde om iets dat uiteindelijk toch geen *rocket science* is, te benaderen op zo'n bureaucratische manier en met zo veel regelneverij dat je al meteen wist dat het van bij de start zou mislopen.

Na die videomeeting volgde het bericht dat er genoeg Pfizer-vaccins waren voor de dertien hub-ziekenhuizen, waaronder de vier Vlaamse universitaire ziekenhuizen. Die moesten het tachtigtal woon-zorgcentra bevoorraden dat hun was toegewezen en konden meteen ook starten met de vaccinatie van hun eigen personeel. Maar de ziekenhuizen die niet als hub fungeerden, moesten wachten.

Zo creëerde de overheid twee soorten ziekenhuizen. Er ontstond spanning tussen de hub-ziekenhuizen die toevallig Pfizer zouden krijgen en de veertig andere ziekenhuizen die moesten wachten op Moderna.

Je weet toch op voorhand: als je dat zo communiceert, riskeer je ambras. Het leek erop alsof wij hadden gelobbyd om vroeger te mogen beginnen, maar wij waren evengoed verbaasd.

Die communicatie was van een ontluisterend amateurisme. De boodschap van de minister had moeten zijn: 'We kunnen nu niet iedereen bedienen, want we hebben niet genoeg vaccins, maar we brengen dat zo snel mogelijk in orde.'

Wat zei de minister de volgende ochtend op de radio? 'Je mag vaccineren, maar alleen het personeel van de spoed en de intensieve zorgen.'

O, en wat met de covidafdeling?

In 24 uur tijd kregen we zo drie verschillende signalen vanuit de overheid. Vandaar dat ik zeg: wat een vaudeville.

Als ziekenhuisdirecteurs vroegen we ons af: wat vertellen wij nu aan onze mensen? Want eerst waren de vaccins voor de spoed, de intensieve zorgen en de covidafdeling en twee dagen later viel die covidafdeling plots weg, wellicht omdat de minister ze vergeten te vermelden was. Maar daardoor zat ik wel met een afdeling die zei: 'Da's interessant, wij zijn plots niet meer de helden van de frontlinie.'

Dat was echt...
Wel...
Laat ons zeggen: ik heb daar erg veel uit geleerd.

Begin februari 2021 hoorde ik Wouter Beke in *De afspraak* zeggen dat ze zouden beginnen met vaccineren bij de gedetineerden. Alle begrip voor die mensen, maar ook dat had de minister gerust eens mogen komen uitleggen aan onze mensen op de covidafdeling. Na vier weken hadden amper dertig van onze 4484 medewerkers hun eerste prik gehad.

Dertig.

In maart keek ik iedere dag naar de grafiekjes van de zeshonderdduizend vaccins in de vriezers. Dat was goed voor mijn dagelijkse dosis ergernis. Er waren zeshonderdduizend vaccins terwijl er nauwelijks werd geprikt. Wie begrijpt dat? En ondertussen bleven de besmettingscijfers stijgen.

Zelfs als de Vlaamse regering die vaccins vroeger had willen toedienen, was het mogelijk niet gelukt. We waren er namelijk niet klaar voor: het IT-systeem werkte niet en het versturen van de uitnodigingen liep in het honderd. We slagen erin om acht miljoen Belgen op een zondagvoormiddag te laten stemmen, maar evenveel mensen vaccineren in drie maanden tijd: ho maar! Dat lukt blijkbaar niet. Een vaccin toedienen is nochtans geen chirurgie. Dat is gewoon een simpel spuitje in een arm zetten.

Ook typisch voor dit land: waarom zou je een eenvoudige oplossing kiezen als het ook moeilijk kan?

Iemand kwam met het idee om alle Belgen onder de 65 in een risicomatrix in te delen op basis van een onderliggende aandoening met een al dan niet vermeend hoger risico op ernstige ziekte door covid. In Vlaanderen sukkelt een kwart van de mensen met een chronische aandoening: moesten we die werkelijk allemaal in een risicogroep steken? Moest meneer Janssen van 45 met diabetes eerder worden geprikt dan mevrouw Peeters van 45 met een hartkwaal? Of omgekeerd?

Terwijl er maar een factor echt van tel is: die 45. Leeftijd is met voorsprong de grootste risicofactor, zo blijkt uit iedere studie.

Als je de bevolking opdeelt in risicogroepen, kan er maar een ding gebeuren: iedere drukkingsgroep zal beweren dat zijn leden zieker zijn dan alle anderen. Daar kun je geen strategie op enten.

Leeftijd is de enige dominante onafhankelijke maatstaf. Alle andere risicofactoren zijn grotendeels relatief: ze hebben een relatief kleiner effect dan leeftijd op zich. Elk groot wetenschappelijk orgaan zegt daarom: baseer je op leeftijd.

De enige uitzondering daarop zijn de *highly vulnerable (young) adults*, zoals patiënten met een sterk onderdrukt immuunsysteem. Het gaat dan bijvoorbeeld over mensen die een transplantatie ondergingen, chemotherapie krijgen of aan de dialyse moeten. Zij maken slechts enkele procenten van de bevolking uit en je kunt ze er vrij gemakkelijk uit halen. Elke huisarts heeft zo enkele patiënten. Voilà, dan weet je wat gedaan: laat de huisarts die vaccins toedienen. Maar een hoge bloeddruk of astma zijn geen belangrijke risicofactoren.

In het ziekenhuis hebben wij leeftijd als belangrijkste criterium genomen. We hebben onze medewerkers wel opgedeeld in groepen, van mensen die in risicozones in contact komen met patiënten tot mensen die in een niet-risicozone geen patiëntencontact hebben – zoals ikzelf dus. Maar binnen die groepen was leeftijd de belangrijkste leidraad.

We hebben er in het UZ Brussel uiteindelijk acht weken over gedaan om iedere medewerker gevaccineerd te krijgen met een eerste prik. Het was een schande dat we van de overheid niet veel sneller mochten prikken.

Maar ere wie ere toekomt: het vaccinatietempo is na enkele moeizame maanden alsnog flink omhooggeschoten in Vlaanderen en Wallonië. In mei raakte de campagne eindelijk goed op dreef. Als het goed is, zeg ik het ook. Chapeau hier dus voor de Minister en voor de taskforce!

Brussel bleef echter achterophinken. Dat is nogmaals de bevestiging dat je een stad niet mag vergelijken met een volwaardig gewest, ook al noemt Brussel zichzelf zo. De vaccinatiegraad in Brussel is net dezelfde als die van de stad Antwerpen, maar bij Antwerpen valt dat minder op.

Maar het is pas aan de eindmeet dat de prijzen worden uitgedeeld. In dit geval ligt de meet op de vaccinatiegraad van tachtig procent (of misschien zelfs méér) die we moeten bereiken.

Het waanzinnige egoïsme van de vaccineweigeraars

De Brusselse achterstand heeft niet alleen te maken met de vaccinatiecampagne. Er speelt ook een ander fenomeen: vaccinweigeraars. Ik huiver ervoor om communautaire verschillen in de verf te zetten, maar de vaccinatiebereidheid is duidelijk niet overal gelijk. In Vlaanderen ligt ze vrij hoog, maar in Brussel en Wallonië ligt de vaccinatiebereidheid bij het zorgpersoneel een pak lager, dikwijls zelfs onder de vijftig procent.

In ons ziekenhuis was er een enorm hoge vaccinatiebereidheid, maar in twee grote woon-zorgcentra hier in de buurt wil minder dan de helft van de personeelsleden zich laten vaccineren.

Ik zal het maar zeggen zoals het is: dat is gevaarlijk.

We hadden meteen een verplichte vaccinatie voor zorgpersoneel moeten invoeren: 'Als je naast het bed van een patiënt wilt werken, ben je gevaccineerd. Punt.' Nu is er zo veel nonsens over die vaccins verschenen en wordt er – zeker in Frankrijk en dus ook in Franstalig België – zo veel over gezeverd dat je die geest niet meer in de fles krijgt.

Ik snap niet waarom politici tegen zo'n verplichting zijn. Het argument van individuele vrijheid is nonsens. Je vrijheid eindigt waar die van een ander begint. En die ander is in dit geval de patiënt. Ik zie niet in waar het probleem dan zou kunnen zitten.

Bovendien was zo'n wettelijke verplichting perfect mogelijk geweest. De *Codex over het welzijn op het werk* verplicht nu al dat je als arts of verpleegkundige in een ziekenhuis ingeënt bent tegen hepatitis B als je nog geen antilichamen hebt. Toen ik stage begon te lopen en negatief testte op tuberculose, kreeg ik verplicht het BCG-vaccin. Dat is de normaalste zaak ter wereld.

In 2004 verplichtte het toonaangevende Virginia Mason Hospital uit Seattle, Washington het griepvaccin voor al zijn medewerkers. Alle beroepsorganisaties stonden achter die verplichting, behalve de Washington State Nurses Association. Die vereniging trok naar de rechtbank en kreeg gelijk.

Het ziekenhuis besloot daarop dat iedereen die het vaccin weigerde, permanent een mondmasker moest dragen. De *peer pressure* was daarna zo groot dat 97 procent zich uiteindelijk toch liet vaccineren. Desnoods moeten Belgische ziekenhuizen of woon-zorgcentra waar het personeel vaccinatie weigert, dat voorbeeld volgen.

Als zorgverlener het covidvaccin weigeren, dat kan ik niet begrijpen. Dat is een vorm van magisch denken waarmee je jezelf en anderen in gevaar brengt. Het is even waanzinnig als egoïstisch.

Een kwestie van vertrouwen

Niet elke lidstaat van de Europese Unie bewoog even traag. Gedurende de eerste maanden slaagde Denemarken er bijvoorbeeld in om een stuk sneller te vaccineren dan België.

Hoe kregen zij dat voor elkaar?

Een collega uit Odense had daar maar een woord voor nodig: *trust*. 'De Deense gezondheidszorg is honderd procent publiek, honderd procent gratis voor de mensen en er is een heel groot vertrouwen in de organisatie en in de overheid,' legde hij uit toen ik hem belde. 'Dus zijn ze heel pragmatisch. Het is wel straf dat jij mij hierover belt, want ik heb net gebeld naar Israël om te vragen wat zij anders doen dan wij.'

Ik ben jaloers op dat Deense vertrouwen. In Denemarken gebruiken ze geen speciaal opgerichte vaccinatiecentra, maar voeren de bestaande gezondheidszorgsystemen de vaccinaties uit. Dat zijn gewoon de bestaande ziekenhuizen, poliklinieken en andere gezondheidscentra die samenwerken met huisartsen.

Op die manier slaagde Denemarken erin om meteen sneller te vaccineren terwijl ze proportioneel niet meer vaccins kregen dan ons land. Het land werkte pragmatisch en nuchter en hield zich niet bezig met nieuwe structuren uitvinden, zoals taskforces en vaccinatiecentra. Je kunt immers niet dichter bij de burger komen dan via de huisarts. De Denen gebruikten gewoon de bestaande structuren. Waarom? Omdat ze die vertrouwden.

Ook beslisten ze meteen om in de eerste plaats te vaccineren volgens leeftijd. Dat is verstandig, want niemand weet of een hartpatiënt een groter risico loopt dan iemand met diabetes. De Deense overheid heeft dat soort beslissingen ook overgelaten aan het gezondheidszorgsysteem. Omdat er nu eenmaal vertrouwen heerst. Dat is en blijft het sleutelelement. De burger vertrouwt de overheid, de overheid vertrouwt het gezondheidszorgsysteem en de gezondheidszorg vertrouwt de burgers. De bereidwilligheid om zich te laten vaccineren is er ook heel erg groot.

Groot was dan ook mijn ongeloof toen zij hun volledige vaccinatieprogramma voor AstraZeneca stillegden – definitief zelfs – omdat er ongerustheid was gerezen na enkele gevallen van een zeldzame cerebrale trombose.

Ons land heeft toen als een van de enige landen het hoofd koel gehouden en is zich blijven baseren op een juiste risico-inschatting. Als gevolg daarvan liepen de Denen na enkele maanden weer een lichte achterstand op. Je ziet het: *nothing is perfect*.

Dat was ook exact de leuze van mijn contact in Odense: '*No system is perfect. That's why you have to keep it simple.*'

De angst voor fouten is fataal

Precies wanneer je beleid moet voeren tijdens een crisis, heb je vertrouwen nodig. Toen ik naar de raad van bestuur en de regeringscommissaris stapte met de boodschap dat we even in een grijze zone zouden werken, zeiden ze: 'Marc, doe wat ge moet doen.'

Ik heb zelf ook het vertrouwen gegeven aan onze experts. Onze infectiologen, intensivisten en specialisten in ziekenhuishygiëne wisten het best hoe ze een veilige intensive care konden inrichten. Zij kregen het vertrouwen om te beslissen wat nodig was.

Vertrouwen in medewerkers was de sleutel. Daarom was ik ook blij dat mijn Deense collega daar zo de nadruk op legde.

Vertrouwen krijg je alleen als je het ook geeft. Ik denk niet dat je van beroepspolitici kunt verwachten dat ze experts zijn in crisismanagement, maar het is wel aan hen om het vertrouwen in de *governance* van de nv België te realiseren.

Als je de regering beschouwt als het directiecomité, dan is het parlement de raad van bestuur. Tussen die twee moet er vertrouwen zijn – en niet alleen controle. *To be in control* is iets anders dan *contrôler*. Het gaat om *checks and balances*. Schenk vertrouwen aan de uitvoerders, zonder dat je een blanco cheque geeft. Als orgaan dat vertrouwen geeft, kun je nog altijd ingrijpen.

Als je vertrouwen krijgt, betekent dat niet dat je geen fouten mag maken. Je moet ze wel erkennen en eruit leren. In een crisis maakt iedereen fouten, zoiets kan gebeuren. Het wordt pas erg als je die fouten niet opmerkt of niet aanpakt – daarmee beschadig je meer dan alleen het vertrouwen.

Bij de Vlaamse *governance* heb ik tijdens de crisis drie grote probleemwerven ontwaard. De eerste was de opstart van de vaccinatiecampagne. Na enkele maanden ter plaatse trappelen is die gelukkig wel vlot getrokken. Puik!

De tweede was het track-and-tracesysteem van de Vlaamse overheid. Het IT-platform, de organisatie en de uitrol ervan sleepten maanden aan en nog werkt het niet naar behoren. Dat wordt stilaan vervelend. Dat track-and-tracesysteem kostte kostte al meer dan 100 miljoen euro en we weten nog altijd niet met zekerheid wie waar door wie wordt besmet.

De ziekenfondsen zouden dat organiseren, terwijl zowat de hele sector van callcentra – ook de medisch geschoolde operatoren – technisch werkloos thuiszat. De mensen die de track-and-tracecentra bemanden, werden bovendien betaald per uur – en moesten binnen die uren ook opgeleid worden. Nochtans zegt je gezond verstand toch dat je die vergoedingen per call moet organiseren.

De derde vergissing waren de fameuze schakelzorgcentra, een soort noodziekenhuizen. De Vlaamse overheid had ze bedacht uit schrik dat patiënten de echte ziekenhuizen zouden overspoelen. Maar niemand had eigenlijk om die schakelzorgcentra gevraagd.

Er zijn er negentien opgericht en vijf daarvan hebben een patiënt gezien. In totaal hebben de schakelzorgcentra amper 119 patiënten opgevangen. Die operatie kostte vier miljoen euro – ruim 33.000 euro per patiënt dus. En ondertussen stierven er massaal bejaarde mensen in de rusthuizen.

Tijdens de eerste coronagolf waren àlle overheden de woon-zorgcentra uit het oog verloren. De toestand daar is gedurende weken onder de radar gebleven, maar de drama's die daar plaatsvonden, vormen de zwartste pagina's uit het hele coronaboek. In Brussel moesten Artsen Zonder Grenzen en het leger de woon-zorgcentra te hulp schieten.

Toen duidelijk werd dat de woon-zorgcentra sterfhuizen werden, hebben we de vijfentwintig omliggende centra proactief gebeld om hulp aan te bieden, of ze nu in Brussel of Vlaanderen lagen. Sommige hadden beschermingsmateriaal nodig, andere vooral informatie en opleiding, nog andere extra handen aan de bedden. Wij hebben daarvoor gezorgd, zowel in Brussel als in Vlaanderen. Niemand heeft ons daartoe verplicht, niemand heeft ons daar geld voor gegeven en eigenlijk mocht het zelfs niet. Toch hebben we dat gedaan.

In tijden van nood is het een natuurlijke reflex om te helpen en samen te werken. Nochtans mocht dat eigenlijk niet, want de verschillende bevoegde ministers hadden daar geen afspraken over gemaakt. Terwijl ons ziekenhuis grotendeels wordt gefinancierd met federaal geld, ontvangen de woon-zorgcentra hun werkingsmiddelen van de regio's. En Vlaanderen en Brussel hebben een andere visie – voor ons is het haast onmogelijk om daar rekening mee te houden, sorry.

We hebben volledig zelf beslist om die woon-zorgcentra te helpen en we hebben die hulp van ons eigen budget betaald. We hebben de regels van de zesde staatshervorming genegeerd en ons ding gedaan, zo dicht mogelijk bij de burger. Voor ons stond er geen muur tussen Brussel en Vlaanderen – want het virus houdt daar evenmin rekening mee.

Vlak na de eerste golf nodigde ik minister van Welzijn Wouter Beke uit voor een eerste kennismaking – we hadden elkaar toen nog niet ontmoet. De minister had in het begin van zijn mandaat – nog voor covid – al heel veel shit over zich gekregen, onder andere wegens de besparing op de zelfmoordlijn. Toen al had hij het niet onder de markt. Na de toestanden in de woon-zorgcentra was hij dus begrijpelijkerwijze een beetje op zijn ongemak.

Op een bepaald moment zei hij: 'Eigenlijk vind ik dat de ziekenhuizen moeten samenwerken met de woon-zorgcentra.'

'Meneer de minister, we hebben de voorbije twee maanden niet anders gedaan,' zei ik.

Het beleid heeft soms weinig feeling met of informatie over wat er in de realiteit gebeurt. Dat de Vlaamse administratie een omzendbrief verstuurde om ziekenhuizen op te roepen om samen te werken met woon-zorgcentra, toonde vooral aan hoezeer ze achterliep op de feiten. Haar organisatiestructuur en manier van werken bleek andermaal niet geschikt om een crisis te managen. Dit is geen verwijt – want iedereen maakt fouten tijdens een crisis – maar een vaststelling. Dus kan ik alleen maar concluderen dat die structuur moet worden verbeterd.

Dan kan ik alleen maar concluderen dat die structuur moet worden verbouwd.

We mogen niet vergeten: de overheid betaalde honderden miljoenen euro's voor oplossingen waarvoor betere en goedkopere alternatieven beschikbaar waren. Waarom is er dan toch gekozen voor die specifieke oplossingen, waarvan je als buitenstaander aanvoelde dat ze te complex waren, met te veel randvoorwaarden, om behoorlijk te kunnen werken?

Misschien heeft dat te maken met de neiging om te veel de perfectie te willen bereiken? De angst om iets fout te doen? Net dat is fataal in crisistijd. Een crisis vraagt heel korte feedbackloops. Werkt iets niet? Stop er dan mee.

Ik denk dat een overheid die haar fouten durft toe te geven, meer vertrouwen uitstraalt dan een overheid die per se de ingeslagen weg wil blijven volgen.

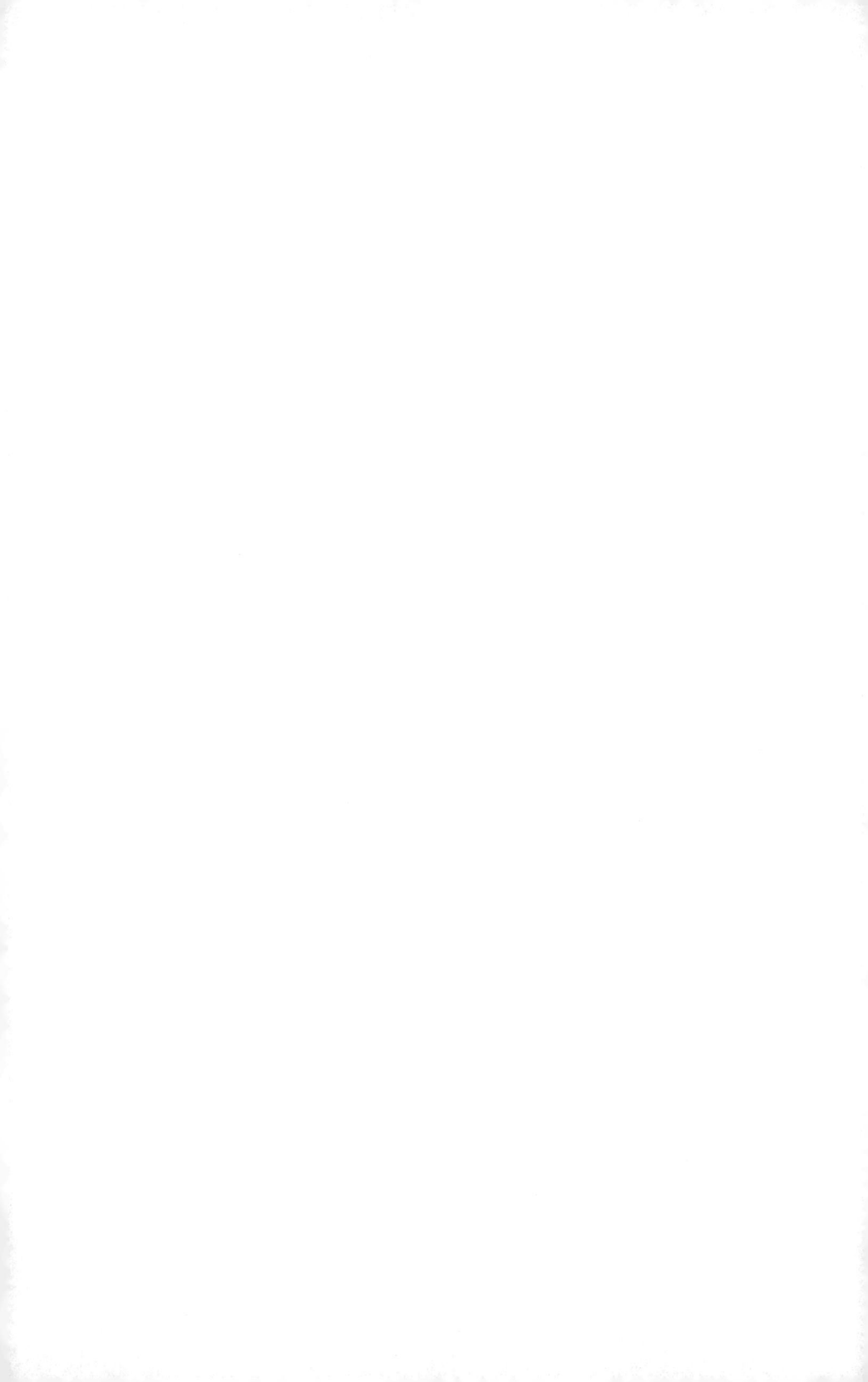

WAAR WE NAARTOE MOETEN

IV

De avonturen van een rare bastaard

Fysicus en Nobelprijswinnaar Richard Feynman zei ooit: 'Een wiskundige vergelijking die juist is, is meestal ook mooi. Die heeft een etherische schoonheid.' Feynman verwees daarbij bijvoorbeeld naar de identiteit van Euler: $e^{i\pi}+1=0$.

Als je het Belgische organigram bekijkt, zie je geen etherische schoonheid. Dan weet je dat dit niet juist kan zijn, want het is niet mooi.

In zo'n constellatie proberen om een efficiënte en effectieve gezondheidszorg te organiseren is heel moeilijk. Ik kan het niet anders zeggen. En dan mag je er nog niet aan denken om een gezondheidscrisis te managen.

Als universitair ziekenhuis van de VUB vallen we onder de bevoegdheid van de Vlaamse minister van Welzijn, maar in het Brussels Hoofdstedelijk Gewest valt de gezondheidszorg onder twee ministerposten. Eigenlijk zijn het er zelfs drie, maar ik wil het niet nodeloos ingewikkeld maken, het is zo al erg genoeg. Van die twee ministers wordt er de facto een naar voren geschoven.

En al die ministers overleggen dus niet met elkaar, behalve wellicht in een van de vele overlegcomités waarin niets wordt beslist. Ik zou willen dat ze écht overleggen: dus de telefoon nemen en met elkaar spreken. Want nu zitten wij tussen twee vuren met verschillende visies.

De Byzantijnse complexiteit van ons land is niet zomaar een intellectuele ergernis: het UZ Brussel ondervindt daar heel concrete hinder van. Ons ziekenhuis is een federaal betaalde instelling met een Vlaamse voogdijminister op het grondgebied van het Brussels Hoofdstedelijk Gewest: het aantal administraties waarmee wij te maken krijgen, is gigantisch.

Alles wat persoonsgebonden is, valt onder de Vlaamse Gemeenschap. Voor alles wat niet persoonsgebonden is, zoals energie, mobiliteit en bouwvergunningen, moeten we aankloppen bij Brussel. Naar wereldnormen is Brussel een klein stadje, maar er zijn hier zowel een gewest als drie gemeenschapscommissies als negentien gemeentes als zes politiezones. Er is een wirwar van versnipperde bevoegdheden en op de koop toe beschouwt Brussel ons als een Vlaamse instelling, waardoor wij nergens bovenaan op het lijstje staan – behalve bij de Nederlandstalige Brusselaars.

Dat labyrint van verschillende bevoegdheden voor één stad leidt in de praktijk al eens tot surrealistische toestanden.

Op onze campus liggen twee belangrijke kruispunten. Op een van die kruispunten, vlak bij de afrit van de Ring, komen de gemeente Jette, de stad Brussel, de gemeente Wemmel, het Vlaams Gewest, de federale overheid en het Brussels Hoofdstedelijk Gewest samen. Zes overheden dus om vier verkeerslichten te beheren. Die lichten zijn van levensbelang om in geval van nood de hele campus te evacueren.

Tijdens de aanleg van de tramlijnen in 2015 hebben we een dik jaar miserie gehad met die verkeerslichten. Een stakeholder weigerde om de lichten aan te passen, waardoor de hele verkeersafwikkeling in de soep draaide. Mensen raakten hier bijna niet en als ze hier toch waren geraakt, konden ze niet meer weg. Dat heeft ons heel veel geld, gevloek, getoeter én patiënten gekost.

Een keer stond het verkeer gedurende een uur volledig vast. Voor een ziekenhuis is dat niet gewoon een luxeprobleem: als alle auto's stilstaan, dan raken ook de

IV. WAAR WE NAARTOE MOETEN

ambulances niet vooruit. Die dag heeft het maar een haar gescheeld voor een stervend kind dat in een ambulance lag.

Ik heb toen naar toenmalig Brussels minister van Mobiliteit Pascal Smet gebeld. 'Als dit nog één keer gebeurt, komt het in de gazet,' zei ik. 'Dit móét ge aanpakken.'

Smet heeft daarna inderdaad voor een betere coördinatie gezorgd. Ik moet zeggen dat er dan altijd wel veel goede wil is, maar waarom maakt men het allemaal zo complex? Al die moeite had niet gehoeft.

In 2018 reed de nieuwe tram eindelijk over dat bewuste kruispunt. En een tram heeft altijd voorrang. De verkeerslichten voor zo'n situatie synchroniseren is al niet simpel op zich, maar probeer dat maar eens geregeld te krijgen met zes overheden die onder elkaar moeten uitmaken wie aan de knoppen mag draaien.

Ooit zijn we er eens in geslaagd om die lichten afgestemd te krijgen, maar daarna zijn ze weer ontregeld geraakt. We zijn nu al maanden bezig om dat te herstellen en het is nog altijd niet gelukt.

Op die tram zelf hebben we veertig jaar moeten wachten, dat dossier bleef maar aanslepen. Toen hij er eindelijk zou komen, zagen we de plannen en fronsten we de wenkbrauwen: twee keer kruiste de tramlijn onze rechte weg. Waarom was dat? Die weg loopt enkele keren over de grens met Vlaanderen en Vlaanderen weigerde kennelijk om zich ook maar één morzel grond te laten ontwringen voor een Brusselse tram.

'Kunnen jullie niet overeenkomen?' vroeg ik.

'Neen, *jamais*, nooit!' klonk het langs alle kanten.

Die tram was op zich wel fantastisch nieuws. De lijn zou worden doorgetrokken naar de Heizel, waar ook een nieuwe Vlaamse tramlijn moet komen die langs de A12 zal lopen. Dat zou een enorme winst betekenen, want de helft van ons personeel komt uit die richting.

Ik dacht dat die Vlaamse tram dan gewoon kon doorrijden tot hier.

Maar wat ik niet wist, was dat de Vlaamse tramspoorbreedte blijkbaar niet dezelfde is als de Brusselse. Die is naar verluidt uniek in de wereld en betekende dus dat de Vlaamse tram onmogelijk op het Brusselse net raakte.

Ik vroeg me af wie ooit op het idee was gekomen om verschillende spoorbreedtes te gebruiken. Een gepensioneerde ingenieur van de MIVB kende het antwoord. 'Dat heeft te maken met de breedte van de kont van het paard van de paardentram,' legde hij uit. 'In Brussel gebruikten ze het Brabants trekpaard en in Vlaanderen spanden ze een ander ras voor de tram. Het Brabants trekpaard had een veel dikkere kont en vandaar dat de sporen breder zijn.'

Ik viel bijna omver. 'Mannekes, gaan jullie mij nu zeggen dat mensen moeten overstappen op een andere tram omdat Brabantse trekpaarden een dikkere kont hebben dan Vlaamse trekpaarden?'

Toen dacht ik: was ik maar pneumoloog gebleven!

Ik denk dat er maar één land is waar je zoiets kunt meemaken. En het erge is dat we ook nog prat gaan op dat soort surrealisme. *Zwans*, noemen ze dat in Brussel.

Omdat wij onder verschillende overheden vallen, lopen we dikwijls ook subsidies mis die andere ziekenhuizen wel krijgen, bijvoorbeeld voor woon-werkverkeer. Heel soms kunnen we van twee walletjes eten, bijvoorbeeld voor innovatie. Innovatie zit namelijk versnipperd over de regionale en zelfs federale bevoegdheden. Dan halen

IV. WAAR WE NAARTOE MOETEN

we er wel voordeel uit dat we een rare bastaard zijn, maar meestal ondervinden we alleen de nadelen.

Dat zijn dus de avonturen die je als CEO beleeft om in dit complexe land een ziekenhuis te runnen. Of wanneer je covid probeert te bestrijden.

Zucht.

Ooit heb ik op een vergadering eens half lachend, half serieus gezegd: 'Als dat hier nog lang duurt, zet ik onze brievenbus op de hoek van de parking, want die ligt aan de Schapenweg in Wemmel en dan zijn we Vlaams. Dan worden we écht het Vlaams Universitair Ziekenhuis van Brussel.'

De verbijstering was groot. Beeld je de krantenkoppen maar eens in: 'Het UZ Brussel verlaat Brussel en wordt het UZ Wemmel!'

Hoe ontwar je de Belgische knoop?

Dit land telt 534 parlementsleden, 60 permanente afgevaardigden, 737 provincieraadsleden en ongeveer 60 ministeriële mandaten. Naar typisch Belgische gewoonte hebben al die ministers een eigen kabinet, met in totaal zo'n 2500 kabinetsleden. Je zou verwachten dat de knapste koppen op die ministeriële kabinetten zitten, maar mogelijk is ons land gewoon te klein om op elk zitje een talent te kunnen zetten.

Brussel alleen al telt 450 *cabinetards* en men slaagt er amper in een verkeerslicht af te stellen. Te veel bevoegdheden en mensen zitten versnipperd op te veel niveaus.

Het gekke is dat zelfs de Vlaamse regering die slechte gewoonte van de federale regering heeft overgenomen: ook iedere Vlaamse minister omringt zich met een kabinet.

Schaf de kabinetten toch af, want die bestaan niet eens in andere landen. De Nederlandse minister-president Mark Rutte heeft geen kabinet, alleen een administratie. Nederland slaagt erin om met twee tot drie medewerkers per minister veel efficiënter om te gaan met de overheidsmiddelen: hun overheidsbeslag ligt veel lager dan bij ons. Hun ministers doen een beroep op de administraties. Daar zitten de sterkste mensen, daar zitten de echte *civil servants*.

In België hebben we daarentegen heel sterk de neiging om telkens nieuwe structuren op te richten en de oude structuren niet te schrappen. Minister van Binnenlands Bestuur Bart Somers wil Vlaanderen opdelen in regio's: oké, maar schaf dan ook iets af, de provincies of zo. Dat we maar koterijen blijven bijbouwen, is een van de redenen waarom de overheid als geheel weinig efficiënt werkt. Voor de gezondheidszorg is dat helaas niet anders.

Zeker de zesde staatshervorming heeft voor een lappendeken van versplinterde bevoegdheden gezorgd en dat in een constellatie zonder enige hiërarchie. Alle federale landen hebben een of andere vorm van hiërarchie, behalve het onze.

Volgens sommigen is de beweging van de voorbije vijftig jaar naar meer regionale bevoegdheden onomkeerbaar. Dat is het fameuze argument van de tandpastatube: zodra je de tandpasta eruit duwt, krijg je die niet meer terug in de tube.

De beweging naar meer regionalisme is misschien onomkeerbaar, maar de metafoor van de tandpasta klopt niet. Smijt gewoon die tube weg en koop een nieuwe. Of begin te *flushen* in plaats van te borstelen.

De eerste case die we op Insead kregen voorgeschoteld, was de *Carter Case*. Die ging over de ramp met de spaceshuttle Challenger in 1986. Er waren in de aanloop naar de lancering al heel veel dingen verkeerd gelopen, maar de NASA was er al zo lang mee bezig geweest en had er al zo veel geld in gepompt dat de hele dynamiek niet meer te stoppen viel. Er was al zo veel tandpasta uit de tube geperst dat men vond dat de lancering onomkeerbaar was.

Beeld je twee projecten in, elk met een budget van een miljard dollar. In het eerste is er al tien procent geïnvesteerd, in het andere al negentig procent. Maar ze zullen allebei fout aflopen. Welk project zal er worden stopgezet? Dat waarin nog maar tien procent is geïnvesteerd. Want de meeste mensen redeneren: daar is nog niet veel geld in gestopt, dat is niet zo erg. Maar ook het andere project zal onherroepelijk en onvermijdelijk verkeerd aflopen.

Daar hebben we toen geleerd: laat je nooit leiden door het buikgevoel dat je ergens mee moet doorgaan, alleen omdat er al zo veel tijd en geld tegenaan gegooid is. Het is nooit te laat om in te grijpen, om een foute keuze in te zien en die te herstellen.

Voor de staatshervorming geldt exact hetzelfde. Iedereen is het erover eens dat bevoegdheden homogeen moeten zijn. Negen ministers van Volksgezondheid is te veel. Maar waar moeten we dan naartoe? Opnieuw één federale minister? Of drie regionale?

Daar raak je binnen het huidige politieke stelsel nooit aan uit. De bestuurlijke verrommeling heeft geleid tot een schier onontwarbare knoop. Je kunt beter doen zoals tijdens de Tweede Wereldoorlog met het Sociaal Pact: schoon schip maken. Laat ons doen alsof covid de Derde Wereldoorlog was.

Wat de voorbije staatshervormingen hebben gedaan, is bevoegdheden telkens opsplitsen, zodat er nu ook vier ministers van Mobiliteit zijn en vier van Klimaat. En vervolgens komen die samen in alweer een nieuw overlegcomité om er zeker te overleggen en heel misschien beslissingen te nemen.

Leg mij eens uit wat daar de bedoeling van is. Is dat efficiënt? Neen. Is dat een continue bron van compromissen en zelfs van conflict en spanningen? Ja.

Als we de tube tandpasta verder uitknijpen, gaan we inderdaad naar een splitsing van het land. Dan worden we twee landen of nog waarschijnlijker: de een of andere bizarre constructie waar niemand nog aan uit raakt. Want de vraag zal blijven bestaan: wat doen we met Brussel?

Zulke beslissingen lijken mij nu net iets om een referendum over te houden. Vraag aan elf miljoen Belgen: knijpen we de tandpasta helemaal uit of herdenken we dit land met een nieuwe tube tandpasta?

De eerste vraag moet zijn: bent u voor of tegen het behoud van het land België? Ik denk dat tachtig procent van de mensen zal kiezen voor het behoud van het land. Zelfs bij een meerderheid van de kiezers van VB en N-VA is dat zo. En als het volk inderdaad kiest om België te behouden, dan mag al dat communautaire gehakketak meteen stoppen en kun je een nieuw model invoeren.

Vervolgens komen we uit bij het kerntakendebat. Wat doen we federaal? Dat lijkt me – onze toch al piepkleine schaal indachtig – nogal voor de hand te liggen: defensie, buitenlandse zaken, begroting en economie, justitie, milieu en mobiliteit, gezondheidszorg en sociale zaken. Zes ministers dus – of twaalf als het met een tweetalige tandem moet. Maar dat zijn de dingen die we samen kunnen doen. Al de rest kun je delegeren naar het regionale niveau. Denk aan cultuur, huisvesting en onderwijs. In Brussel zou je perfect twee- of drietalig onderwijs kunnen organiseren.

Er zal ook een heel duidelijke grondwet nodig zijn. En uiteraard een federale kieskring.

Een gezond federalisme heeft evenzeer een hiërarchie nodig. Confederalisme bestaat namelijk nergens ter wereld, dat zou neerkomen op een statenbond tussen twee onafhankelijke staten. Joegoslavië heeft indertijd iets gelijkaardigs geprobeerd en dat leidde tot de Balkanoorlog. Zwitserland wordt soms aangehaald als voorbeeld, maar dat is sinds de negentiende eeuw een *federale*, geen confederale staat.

Ik denk dat je eigenlijk maar twee bestuurslagen nodig hebt: een die zo groot mogelijk is en een die zo klein mogelijk is. Dus een federale laag en een heel lokale laag. Al die tussenlagen zou ik overboord gooien. Je moet namelijk beseffen dat er bij elk extra laagje altijd geld en informatie – en dus efficiëntie – verloren gaat. Hoe meer tussenlaagjes, hoe minder performant je organisatie.

Maar wat denk je dat de mensen van de Vlaamse, Waalse en Brusselse administraties zullen zeggen als daar ten gronde over wordt gediscussieerd? Dat ze inderdaad overbodig zijn? Ik vrees ervoor.

Dat mensen een hiërarchie met de federale staat aan de top afwijzen, heeft niets te maken met efficiëntie, maar alles met emotie. Om de een of andere reden krijgen sommige Vlamingen het woord 'België' zelfs niet meer uitgesproken. Ze hebben de schande van de collaboratie en de daaropvolgende repressie nooit verteerd. Bij een deel van die mensen is er nooit enige verzoening gekomen. Die etterbuil zit er nog altijd en wordt overgedragen van generatie op generatie. Dan ontstaan er reflexen die ik niet graag zie.

Ikzelf voel geen genegenheid voor eender welk overheidsniveau. Ik benader de organisatie van de Belgische staat vooral vanuit de vraag: wat werkt en wat werkt niet?

De nv België werkt niet, maar de oplossing is niet om alles nog meer te versnipperen, nog meer lagen te creëren en het geheel nog minder efficiënt te maken.

Mijn communautaire onverschilligheid heeft te maken met mijn achtergrond. Volgens de Belgische logica ben ik een Waal, want ik ben geboren op Waals grondgebied, hoewel wij net over de taalgrens in Tongeren woonden. Ik ben een geboren Waal, een getogen Vlaming en een werkende Brusselaar, dus *I couldn't care less* wie welke bevoegdheid krijgt, voor mij gaat het maar om één ding: efficiëntie.

Ik begrijp niet waarom je fier zou moeten zijn op waar je geboren bent. Als er nu een iets is waar je absoluut geen verdienste aan hebt gehad, is het wel de plaats van je geboorte. Maar misschien denk ik daar zo over omdat ik overal heb gewoond?

Overigens zal ik de eerste zijn om het Vlaamse, het Waalse of het Brusselse tussenniveau te verdedigen als een objectieve analyse uitwijst dat het nodig en nuttig is. Alleen zie ik nu dat de regionale overheden exact dezelfde recepten toepast die zo werden verketterd toen ze nog gewoon Belgisch waren. Vlaanderen doet net hetzelfde als het logge *Belgique à papa* van destijds. Wat we zelf doen, doen we beter? Neen, we doen het precies hetzelfde.

Dat brengt ons bij Albert Einstein. Een quote die vaak aan hem wordt toegeschreven, luidt: '*The definition of insanity is doing the same thing over and over again and expecting a different result.*' Einstein heeft dat nooit zelf gezegd en toch had hij gelijk. En wij Belgen kunnen het niet laten om telkens dezelfde fouten te maken.

Een ondynamische boîte

VOKA en het Vlaams Parlement hadden eens een schitterend idee: een uitwisselingsstage tussen bedrijfsleiders en politici. In het kader daarvan werd ik uitgenodigd in de commissie voor Welzijn van het Vlaams Parlement. Toenmalig minister Jo Vandeurzen wandelde binnen met zijn kabinetschef Margot Cloet, die tegenwoordig netwerkorganisatie Zorgnet-Icuro leidt. Jo zag mij zitten in het halfrond en stuurde me een sms: 'Wat doet gij hier?'

Hij was er om vragen van commissieleden te beantwoorden. 'Dit is mijn wekelijkse folteruur,' sms'te hij.

'Hoezo?' vroeg ik.

'Ge zult wel zien.'

Er waren 25 commissieleden die elk een vraag mochten stellen en het ging volgens mij werkelijk over niets. Dat was vragen om te vragen. Het ging bij wijze van spreken over de kleur van het behangpapier in een woon-zorgcentrum. *'En wat is het antwoord van de minister?'*

Die minister moest zich serieus houden terwijl hij op die vraagjes antwoordde.

Een commissielid dat zelf nog minister was geweest, zat te facebooken en te chatten tot ze een elleboogje kreeg van haar medewerker. Ze klapte haar laptop dicht en stelde haar vraag. Zodra ze haar vraag had geformuleerd, opende ze haar laptop weer. De jonge medewerker nam notities.

Ik sms'te naar Jo: 'Ik begrijp u. En ik ben hier weg.'

We hadden de kans om van onze Vlaamse deelstaat een dynamische *boîte* te maken, maar neen, het werd een bureaucratisch kluwen dat aaneenhangt van de regels. Toenmalig parlementsvoorzitter Jan Peumans zei ons letterlijk dat de beste parlementsleden diegenen zijn die het vuistdikke reglement het beste kennen en toepassen. Ik ben daar serieus ontgoocheld buitengestapt.

Parlementsleden krijgen er twee minuten om hun vraag te stellen en dertig seconden om een repliek te formuleren en zodra je tijd om is, klopt de parlementsvoorzitter driftig met de hamer.

Dan denk ik: *damn*, wat is dat? De regelneverij zit volledig ingebakken op het Vlaamse niveau. Als ik Villa Politica volg, lijkt het federaal parlement me iets meer een plek waar er georganiseerd stevig kan worden gediscussieerd, maar ik kan me vergissen. Ik sta altijd open voor een stevige discussie.

Een overheid waarop je kunt vertrouwen

De dingen die ik heb geleerd tijdens opleidingen en in het veld kun je conceptueel vertalen naar de nv België. Ook ons land is een bedrijf met een budget – al staat het wel flink in het rood. Maar we hebben waarden en een missionstatement, daar valt iets mee te doen.

In Nieuw-Zeeland benadert premier Jacinda Ardern haar land expliciet als een onderneming, weliswaar gebaseerd op bepaalde *values*. Ik ben nogal fan van haar aanpak. Ze heeft een vulkaanuitbarsting gemanaged, ze kreeg de racistische terreuraanslag in Christchurch op haar bord en ze heeft haar land behoed voor zware covidpieken.

IV. WAAR WE NAARTOE MOETEN

Ardern neemt moeilijke, straffe maatregelen en toch wordt ze op handen gedragen: bij de laatste poll haalde ze een goedkeuring van 85 procent. Ze leidt haar land met eenvoud en charme, maar ook met visie, duidelijkheid en kracht.

Tijdens een televisiedebat kreeg ze eens de vraag om in vier minuten tijd uit te leggen waar ze voor stond, wat ze nog wilde verwezenlijken en wat volgens haar de *purpose* van Nieuw-Zeeland was. Ardern keek recht in de camera en zei: 'Ik vind dit, we gaan die richting uit, dat is belangrijk, dit heb ik gedaan en dat wil ik nog doen, en hier is waarom.' In die vier minuten tijd had ze het allemaal gezegd.

Ik vrees dat geen enkele Belgische politicus daarin zou slagen, maar misschien ken ik hem – of eerder: haar – nog niet.

In IJsland, Finland, Denemarken en Estland staan jonge vrouwen aan het roer en ze doen dat goed. Er is een covidgrafiek van landen met vrouwelijke premiers en die halen haast allemaal uitstekende resultaten. De kloof met het bilan van 'sterke mannen' als Donald Trump, Jair Bolsonaro en Boris Johnson is aanzienlijk.

Die vergelijking is kort door de bocht, maar het verbaast me niet dat het verschil er wel degelijk is. Is dat causaal of is er sprake van een correlatie? Het lijkt mij in ieder geval geen toeval.

Misschien missen we dat soort vrouwen wel bij ons. Ze vertellen een verhaal en koppelen daar hun beslissingen aan. Jacinda Ardern doet dat fantastisch. Ik zou bijna willen emigreren – en ik ben nog niet eens in Nieuw-Zeeland geweest.

De bestuurlijke stijl van Ardern wekt vertrouwen op. Daar kun je als Belg alleen maar jaloers op zijn.

Het wantrouwen zit in het systeem

Het is bijna een retorische vraag: vertrouwt een Belg zijn overheid? Wel, als een Belg een weg vindt om de wet te omzeilen, zal hij dat doen. Dat zegt het wel, zeker?

Waarom heeft de Belg dan geen vertrouwen in de overheid?

Vaak hoor je zeggen dat het misschien wel komt doordat onze contreien altijd overheerst zijn door vreemde mogendheden. Spanjaarden, Fransen, Oostenrijkers, Nederlanders, Duitsers: praktisch heel West-Europa kwam hier ooit de baas spelen. Dat zou mogelijk het idee hebben doen ontstaan dat je de macht niet kon vertrouwen.

Maar klopt die uitleg wel? Heeft het voor iemand die in Zwevezele woont, ooit iets uitgemaakt wie er in Brussel de scepter zwaait? Misschien veroorzaakte de eeuwenlange vreemde overheersing in de eerste plaats wel onderling wantrouwen tussen burgers. Want altijd zijn er collaborateurs, mensen die pragmatisch omgaan met de bezetter en zich katholieker opstellen dan Alva, Franser dan de Fransen en Duitser dan de Duitsers. Wanneer burgers elkaar niet vertrouwen, hoe kunnen ze dan hun overheid vertrouwen?

Die dynamiek van het onderlinge wantrouwen zie je heel sterk in Frankrijk, terwijl de Fransen nochtans veel minder ervaring hebben met buitenlandse bezetters. Toch leeft de achterdocht erg sterk in de Franse maatschappij. De Fransman vertrouwt eigenlijk niemand en zeker niet zijn overheid. Dat zie je zelfs aan de vaccinatiebereidheid: de Fransen staan laatst met amper dertig procent. De vaccinatiebereidheid bleef er almaar dalen, terwijl die in de meeste landen net omhoogging.

Af en toe kijk ik op zondagochtend naar *C'est pas tous les jours dimanche* op de Franstalige zender RTL-TVI. Het valt mij dan telkens op hoe daar wordt gekwetterd en getaterd. Dat zijn een hoop retorische toespraken over niets. Ik ben er ooit eens voor uitgenodigd en was er getuige van het belang dat wordt gehecht aan *opinions*, aan meningen. Feiten? *Evidence*? Tja, daar kun je evengoed een andere mening over hebben die even veel waard is. De mening van een toevallige passant in Rochefort werd er gelijkgesteld met die van professor Nathan Clumeck, toch een van de grotere infectiologen van ons land. *C'est une opinion comme une autre...*

Ik hou van de Franse taal, zeker wanneer die wordt uitgesproken door echte Fransen. Ik kan daar oprecht van genieten. Maar ik kan niet langer dan een uur naar zo'n debat kijken of ik word zot. Zeker niet als ze daar zomaar charlatans aan het woord laten.

In *De zevende dag* hebben ze eens enkele antivaxdokters het woord gegeven en daarover ontstond – terecht – een hele hetze. Wel, in Frankrijk zitten zulke figuren constant mee aan tafel om hun mening toe te lichten. Helaas kijken Franstalige Belgen ook massaal naar de Franse televisie. Zo worden ze overspoeld door nonsens.

Iedereen mag zijn mening hebben, maar als het gaat over feiten is een mening inferieur. Sommige mensen zijn van mening dat de aarde vlak is, maar die mening stemt niet overeen met de feiten. Buitengewone claims vragen buitengewone bewijzen.

Barack Obama zei het al: '*You can ignore the facts, but you can't deny the facts.*'

De Denen vertrouwen hun overheid wel – hoe noordelijker je gaat, hoe groter dat vertrouwen lijkt te worden.

Ze zijn daar ook heel nuchter in: de Scandinavische maatschappijen zijn heel egalitair.

In Frankrijk was Nicolas Sarkozy de eerste president die niet uit een van de *hautes écoles* kwam. Wellicht hebben ze hem mede daarom extra gezocht. Normaal gezien komt iedereen van de Franse elite van de École nationale d'administration (ENA), het Institut Polytechnique de Paris of een van de andere topscholen. Sarkozy was echter máár advocaat van een lokale universiteit.

Tegelijk was dat een van de redenen waarom Sarkozy best wel populair was bij de centrumrechtse burgerij. Hij was een van hen en sprak ook hun taal. Hij was geen type zoals Emmanuel Macron, de *énarque* die continu in een historisch debat denkt te zitten. En het is net het elitarisme van de Franse politici dat het wantrouwen van de burgers voedt.

Ik vraag mij af of het Belgische wantrouwen jegens de overheid het gevolg is van ons politieke bestel en de particratie. Het kabinet waarmee iedere minister zich omringt, is haast per definitie een blijk van wantrouwen ten aanzien van de ambtenarij, toch? Want kabinetten staan naast de administraties. Op de kabinetten gaan ze ervan uit: oei, die topambtenaar is ooit benoemd door iemand van een andere partij, die gaat ons tegenwerken, we moeten die controleren. En de kabinetten volgen ook met argusogen wat er gebeurt op de andere kabinetten.

Zo wordt de politiek een soort spel van clubjes. Om de tien jaar zijn die clubjes op zoek naar herbronning: een nieuwe naam, verbreding, witte konijnen, wat ze maar kunnen bedenken om weer fris te ogen.

Jammer genoeg hoor je bij al die vernieuwingsoperaties maar heel zelden het woord vertrouwen vallen.

IV. WAAR WE NAARTOE MOETEN

Meer controle leidt tot meer wantrouwen

Toen ik aan het Insead de opleiding over *governance* volgde, zag ik een heel mooie case over vertrouwen in een raad van bestuur. In een organisatie moet je een evenwicht vinden tussen uitvoerders en eigenaars, zodat iedereen zijn taak kan uitvoeren. Daar komen *checks and balances* aan te pas. Maar alles draait om de vraag: vertrouwen de twee kanten elkaar?

De Franse en Angelsaksische visie verschillen nogal. In de Franse traditie controleert de raad van bestuur de bedrijfsleiding (*contrôler*), in de Angelsaksische wereld gaat het meer over *to be in control*. Dat is een heel andere insteek.

Wanneer je gaat controleren, impliceert dat per definitie dat je ervan uitgaat dat er wordt gefoefeld. *To be in control* vertrekt eerder van het idee dat iedereen het beste voorheeft met het bedrijf.

Vergis je niet: in beide systemen is er misbruik, in beide systemen wordt er allicht even veel of even weinig gefoefeld. We zagen zowel gesjoemel bij Lehman Brothers als bij Total Elf. Bij Volkswagen zaten de vakbonden en de staat Nedersaksen mee met de aandeelhouders in de raad van bestuur en toch konden ze niet verhinderen dat het bedrijf zijn boekje te buiten ging met Dieselgate.

Het punt is: overal, in elk systeem, zie je even veel schurken. En hoe moeilijker je het maakt voor mensen met slechte bedoelingen, hoe slimmer ze worden. Af en toe moet je je systeem resetten in plaats van altijd maar nieuwe manieren te bedenken om misbruik uit te sluiten.

In de vijftien jaar dat ik CEO ben, heb ik al een vijftal extra beveiligingslagen bij ons pensioenfonds zien komen. Dat moet voor meer veiligheid zorgen, maar dat kost allemaal geld en heel veel papier. De meerwaarde is echter heel relatief, want schurken zullen er altijd zijn, ook bij de pensioenfondsen. Hoe meer lagen, hoe meer je mensen van goede wil *ambeteert*, maar de schurken vinden altijd hun weg.

Daarom is een systeem van 'toegelaten *schurkigheid*' niet zo onzinnig. Daarbij ga je ervan uit dat een zeker percentage mensen altijd zal frauderen. Hoe moeilijk je het hen ook maakt, dat percentage blijft gelijk.

Het mooiste voorbeeld daarvan zie je eigenlijk in de VS en Canada. In de VS bewapenen burgers zich tegen potentiële indringers – de reden waarom ze zich zo vastklampen aan hun *second amendment* –, terwijl de voordeuren in Canada letterlijk openstaan. Iedereen kan daar zomaar binnenwandelen. En toch zijn er in Canada niet meer inbraken dan in de VS – maar wel een pak minder overlijdens door vuurwapens.

De manier waarop mensen zich indekken tegen schurken heeft minder te maken met die schurken zelf dan met de heersende cultuur en waarden. Die waarden zijn de kern. Net zoals in de *governance* van een bedrijf zijn de grote waarden in de *governance* van een land onmisbaar. Eigenlijk zou alles van daaruit moeten starten.

Misschien moeten we in ons land naast een referendum over het behoud van België ook een groot waardendebat voeren.

Een staatshervorming voor de zorgsector

Een referendum over de toekomst van België gaat automatisch ook over de toekomst van de gezondheidszorg.

IV. WAAR WE NAARTOE MOETEN

In de aanloop naar de zevende staatshervorming, die vroeg of laat in elkaar zal worden getimmerd, laten vele politici al ballonnetjes op over het wenselijke aantal ministers van Volksgezondheid.

Dat is als discussiëren over het geslacht der engelen zonder je ooit af te vragen: bestaan engelen wel?

Margot Cloet, gedelegeerd bestuurder van Zorgnet-Icuro, zei: 'De gezondheidszorg moet worden geregionaliseerd.' Ze mag dat zeggen en regionalisering is misschien wel het juiste antwoord. Maar de hoofdvraag is niet of de zorg wel of niet moet worden geregionaliseerd.

Veel te weinig beleidsmakers stellen de grote basisvragen die er echt toe doen: waar willen we eigenlijk naartoe? Wat is onze visie? Willen we meer preventie of meer curatie? Willen we focussen op bepaalde domeinen? Met welk systeem financieren we onze zorg?

Ik durf het bijna niet te zeggen, maar de discussie over de toekomst van de gezondheidszorg zou ik liever niet overlaten aan de politiek. Na zes staatshervormingen weten we ondertussen wat de uitkomst zal zijn. In een constellatie zonder enige hiërarchie heeft de zesde staatshervorming gezorgd voor nog meer versplintering van bevoegdheden. Ik geloof niet dat de zevende poging anders zal uitdraaien – ik ben niet gek.

In België hebben we altijd de neiging gehad om extra laagjes toe te voegen aan de lasagne. Terwijl het best ook wat minder mag zijn.

Tijdens een managementopleiding kregen wij als cursisten eens de vraag hoeveel managementlagen ons bedrijf telde. Ik vond dat een rare vraag, ik moest daar toch even flink over nadenken.

Als je de medische component van het UZ Brussel bekijkt, bleek dat er acht te tellen, van de student geneeskunde tot en met de arts-CEO. Ik was daar best fier op, want dat viel nog mee. Een andere cursist, die werkte voor een conglomeraat à la Unilever, kwam aan vierentwintig lagen.

Ik was fier, maar eigenlijk was ik maar net met de hakken over de sloot geraakt. Want de Amerikaanse prof die de cursus gaf, legde uit: 'Er mogen nooit meer dan acht lagen zijn, of je nu een kmo bent of een multinational die actief is op vijf continenten. Meer dan acht lagen is ballast.'

Hij vroeg ons om na te denken over het verschil tussen laag vier en laag vijf. Of tussen laag drie en laag acht. Ja, wat is dat verschil? De functiebeschrijving is wellicht anders? De voorwaarden en competenties zijn anders? De anciënniteit? Het aantal mensen dat je aanstuurt? Het uurrooster?

Allemaal juist, maar hét antwoord is: de tijd. De termijn waarover je beslissingsrecht hebt.

Onze lesgever maakte de vergelijking met het Amerikaanse leger. Dat telt acht lagen in de vorm van graden – weliswaar met heel wat tussengraden. De rangorde begint bij de simpele *private* en gaat helemaal tot het staatshoofd, namelijk de president. Het verschil tussen de soldaat en de president is dat die laatste een schier oneindige beslissingstermijn heeft, van onmiddellijk tot pakweg enkele jaren of zelfs decennia. De termijn waarbinnen een soldaat kan beslissen is heel kort: als hij van de ene greppel naar de andere moet kruipen, krijgt hij de vrijheid om te kiezen hoe hij kruipt. Maar hij moet er niet aan denken dat hij kan beslissen naar welke greppel op welke heuvel hij volgende week zal kruipen.

Ik vond het leuk om te horen dat ik als CEO van het ziekenhuis een quasi oneindige bevoegdheidstermijn had – al is dat uiteraard figuurlijk, want ook een CEO is gebonden aan afspraken, grenzen en wetten. Als CEO sta ik wel symbool voor de *governance*: 'ik' beslis welke strategische richting het ziekenhuis uitgaat. Aan het andere uiterste zit de student. Om het karikaturaal te zeggen: die leert, zwijgt en voert uit. Hij is de soldaat die van de ene naar de andere greppel kruipt.

Laagjes tellen was een fantastische oefening om na te denken over *governance* en organisatiestructuren. En dan denk je onvermijdelijk ook aan de Belgische staatsstructuur. Moet een land acht lagen hebben? Hoort een land er veel meer te hebben?

Ik weet niet eens hoeveel bestuurslagen en -organisaties er in België naast, onder en boven elkaar liggen. Laten we eens proberen om er een paar op te sommen:
1. De burger, bijvoorbeeld wonend in Vlaanderen
2. De districtsraad (in Antwerpen)
3. De gemeenteraad
4. Het college van burgemeester en schepenen
5. De politiezone
6. De nieuwe Vlaamse regio's
7. De provincieraad
8. De gouverneur
9. De Vlaamse Gemeenschapscommissie (in Brussel)
10. De Franstalige Gemeenschapscommissie (in Brussel)
11. De Gemeenschappelijke Gemeenschapscommissie (in Brussel)
12. Het Brussels Hoofdstedelijk Gewest

13. Het Vlaams Parlement
14. De Vlaamse regering
15. De Kamer
16. De Senaat
17. De federale regering
18. Het staatshoofd

Ik durf niet met zekerheid te zeggen of ik alle mogelijke lagen heb benoemd, maar ik weet wel: je komt handen tekort. En ik heb de Europese lagen er nog niet eens bijgerekend.

Oké, en dan komt nu de vraag: op welk niveau organiseren we de gezondheidszorg?

Zo'n denkoefening moet gaan over efficiëntie, niet over ideologie of a priori's. Die discussie moet je voeren op basis van cijfers en feiten. En je moet goed beseffen: bij elke extra laag verlies je geld en informatie en vermindert de efficiëntie. Ons land is amper zo groot als een buitenwijk van Shanghai, dus is het best vreemd dat onze zorg zo gesplitst is. Dat brengt meer administratie én kennisverdunning met zich mee.

Laat ons daarom alvast federaal financieren. En – zeker in tijden van crisis – federaal aansturen. Een recente enquête van Artsenkrant toonde overigens aan dat 83 procent van alle ziekenhuisdirecteurs hierachter staat. Als we na een referendum naar een land zouden gaan met veel minder lagen, neem ik aan dat we een solidair model voor de sociale zekerheid blijven hanteren. Dat zou maar logisch zijn, want hoe meer leden meebetalen, hoe lager de premies liggen.

Splits de gezondheidszorg en je hebt minder schouders terwijl je wel dubbel werk doet. Dat zie je bij het kindergeld: nu moeten drie administraties doen wat vroeger werd gedaan door een administratie. Wat daarvan de meerwaarde is, mag men mij toch eens komen uitleggen. Een model met elf miljoen is gezonder dan een met zes miljoen. De financiering van de sociale zekerheid en gezondheidszorg houden we daarom het best federaal.

De *healthcare delivery* – het leveren van de concrete zorg – kunnen we daarentegen heel *locoregionaal* organiseren, zo dicht mogelijk bij de burger. Tijdens de coronacrisis hebben we de mogelijkheden gezien van zo'n lokaal geïntegreerde gezondheidszorg. Er ontstonden spontaan netwerken in een breed gebied rond enkele ziekenhuizen, met daarin enkele tientallen woon-zorgcentra, huisartsenkringen en eerstelijnszones, aangevuld met thuisverpleging, apothekers, psychologen, kinesisten en revalidatiecentra. En we toonden aan dat we kunnen samenwerken als een geheel.

Die locoregionale netwerken zijn geen politieke regio's, maar sociodemografische. Wij bedienen bijvoorbeeld zowel Brussel als de Rand. Met een passer kan ik een cirkel met een straal van vijftien kilometer rond ons ziekenhuis trekken: dat is onze natuurlijke primaire en secundaire zorgregio. Daarin zitten Brussel, een stukje Vlaanderen en zelfs een klein stukje Wallonië.

Aangezien wij elkaar automatisch hebben gevonden, kun je ervan uitgaan dat die grootteorde het best werkt. Vlaanderen heeft nu al drieëntwintig zorgregio's: die zijn een flink stuk kleiner dan provincies en zijn heel geschikt van omvang.

Zulke samenwerkingen tonen de visie op de architectuur van de gezondheidszorg die ik ambieer. Ik wil zo veel mogelijk werken op basis van bewijs van efficiëntie, doelmatigheid en vertrouwen, niet op basis van politiek, taal of woonplaats.

Iedereen voelt dat we die richting moeten uitgaan, alleen staat dat model haaks op onze politieke bevoegdheidsarchitectuur. Officieel mochten wij niet samenwerken met de Brusselse woon-zorgcentra die niet onder Vlaamse voogdij stonden. Toen ik afspraken maakte met twee bicommunautaire rusthuizen, kreeg ik mails van allerlei administraties dat dat niet veroorloofd was. De burgemeester van Jette veegde daar gelukkig ook zijn broek aan. Want dit ging over de patiënt, niet over bevoegdheden. Ook zijn patiënten lagen bij ons op de spoed.

Je moet de gezondheidszorg de vrijheid geven om zoiets te organiseren en te beheren. Dat is vertrouwen geven.

Alleen vraag ik me dan af welke meerwaarde de andere tussenlagen, zoals de provincies, de nieuwe Vlaamse regio's waarvan Bart Somers werk maakt of zelfs het hele Vlaamse niveau, nog bieden. Als je de meerwaarde van al die lagen niet kunt aantonen, waarom doe je dat dan? Waarom verkwisten we energie en geld? Door je organisatie af te slanken, heb je net meer geld om waarde te creëren.

De zorgregio's kunnen evengoed onder een federale minister zitten, want het verschil tussen Tongeren en Ieper is even groot – of klein – als tussen Antwerpen en Charleroi. In elke regio liggen de echt belangrijke verschillen tussen de (groot)stedelijke omgevingen en het platteland.

Nu mag ik wel vermoeden dat elke laag tussen het locoregionale netwerk en de federale overheid geen extra waarde creëert – en eerder waarde doet verliezen –, maar laat ons dat vooral becijferen. Je kunt heel goed documenteren wat het beste niveau is om iets te doen. Mocht de tussenlaag van gewesten en gemeenschappen inderdaad geen waarde toevoegen, vergeet die dan – sorry, regionale vrienden. Met zo'n afgeslankte structuur kunnen we dan wel landen. In het omgekeerde geval, moeten we dat dan vooral doén. Maar laten we het berekenen, en dan beslissen.

Hier spreken we de taal van de patiënt

Als je begint over een staatshervorming, kom je automatisch in communautair vaarwater. Maar dat interesseert mij nu eens echt niet. In het ziekenhuis ligt onze focus op patiënten helpen. En het kan ons bij manier van spreken niet schelen welke taal die spreekt. Niet iedere politicus lijkt echter wakker te liggen van de noden van patiënten.

In het Vlaams Parlement eiste Nadia Sminate dat de oproepingsbrief om je te laten vaccineren in de Brusselse Rand uitsluitend in het Nederlands werd opgesteld. Maar in Brussel worden 75 talen gesproken en in de Rand zijn dat er allicht evenveel. In alle andere landen worden oproepen tot vaccinatie in zo veel mogelijk talen verspreid om zo een maximale vaccinatiegraad te bereiken. België is het enige land ter wereld waar dat maar in één taal mag. Dat zegt iets over de prioriteiten die onze politici stellen.

In New York worden alle inkomende migranten naar het Bellevue Hospital Center gestuurd voor een medische check-up. Op de spoed hangt in elke box een telefoontoestel met twee hoorns. Dat is een telefoon waarmee je naar een tolk kunt bellen, die dan simultaan vertaalt tussen de patiënt en de verzorger. Ze hebben er een lijst met telefoonnummers van tolken die elke taal spreken. Belandt er iemand uit Zuid-Kirgizië in dat ziekenhuis, dan vinden ze iemand die zijn taal kan spreken. In ons ziekenhuis is de voertaal Nederlands, maar we hebben vijftig talen in huis. Als de patiënt een andere taal spreekt dan het Nederlands, wordt hij of zij in die taal aangesproken. Punt. We doen dat niet alleen omdat we dat beleefd en respectvol vinden, maar ook: als een dokter of verpleegkundige de patiënt niet begrijpt, neemt de kans op overlijden toe. Daar bestaat zelfs wetenschappelijke literatuur over, dat is *evidence based management*. Slechte communicatie leidt tot slechte geneeskunde.

De diagnose van de ziekenzorg

Ken je het schilderij *The Doctor* van Luke Fildes? Dat werk uit 1891 toont een dokter die in een sjofele arbeiderswoning naast een stervend kind zit. In een hoekje kijken de ouders huilend toe. De arts zit er als een oude wijze man te tobben. Je ziet hoe de machteloosheid van zijn lijf straalt. Mijn eigen grootvader is geboren enkele jaren nadat dat schilderij werd geschilderd – hij had dat stervende kind kunnen zijn.

Ik toon het op de eerste slide wanneer ik aan de studenten van het eerste masterjaar geneeskunde een kort overzicht geef van het ontstaan van de gezondheidszorg. De vraag die ik hen dan stel, is: 'Wat denken jullie dat de gemiddelde levensverwachting toen was?'

Schrik niet: dat was 42 jaar.

'Wat denken jullie dat de levensverwachting vandaag is?'

Dat is in België iets meer dan 81 jaar.

Dat wil zeggen dat de levensverwachting in drie generaties tijd bijna verdubbeld is. Maar in de tienduizend jaar die daaraan voorafgingen, lag de gemiddelde levensverwachting altijd zowat tussen dertig en veertig jaar. Pas vanaf 1870, toen de tweede industriële revolutie begon, ging de levensverwachting in Europa langzaam stijgen.

'Wat is er toen gebeurd, wat heeft die nooit geziene, spectaculaire stijging van de levensverwachting veroorzaakt?' vraag ik mijn studenten.

Een van de eerste antwoorden die ik steevast krijg, is de ontdekking van penicilline, het eerste echte antibioticum. Ook andere antwoorden zijn van medische aard.

Wanneer ik op de volgende slide het antwoord toon, verschijnt er telkens lichte verbijstering op het gezicht van de studenten. Ze zien immers zo'n veertig factoren in bolletjes en hoe groter het bolletje, hoe groter de impact op de toenemende levensverwachting.

Gezondheidszorg is slechts een klein bolletje.

De grootste bollen zijn voor proper water, riolering, iedere dag eten, een dak boven je hoofd, geen oorlog, gezonder werk. Kortom: beschaving.

In de negentiende eeuw had de Hongaarse arts Ignaz Semmelweis als eerste vastgesteld dat je handen wassen bij een bevalling enorm belangrijk was. Veel minder vrouwen stierven in het kraambed aan sepsis als de vroedvrouwen hun handen hadden gewassen. Handen wassen en ontsmetten werd de standaard in alle medische interventies, later gevolgd door handschoenen dragen. Die simpele maatregel had een veel groter positief effect op de algemene levensverwachting dan de introductie van pakweg de hart-longmachine bij hartoperaties.

De volgende grafiek die ik toon, is een curve waarop je ziet dat de stijging van de levensverwachting gelijkloopt met een stijgend bnp. Rijkdom is de motor van de maatschappelijke en wetenschappelijke machine. Er is een heel sterke correlatie tussen het bnp en de wetenschappelijke productie – ze maken elkaar sterker. *Health is wealth.*

Zodra een samenleving een zekere rijkdom vergaart, gaat de levensverwachting omhoog, om ongeveer op 84 jaar te stoppen. Inderdaad: de levensverwachting blijft niet stijgen – wat meteen de tweede desillusie is voor mijn studenten. We zijn biologisch geprogrammeerd om dood te gaan en we zullen zelfs geen honderdvijftig jaar worden. Wij verbranden zuurstof om te overleven en die oxidatie is een soort biologisch roestproces. We verslijten dus. De mens zit nu ongeveer aan zijn biologische maximum en gelukkig maar, want anders zou onze soort geen evolutie hebben gekend.

Pas in de laatste decennia zie je het effect van de gezondheidszorg op de levensverwachting opduiken. De invloed van vaccinatie op de kindersterfte is bijvoorbeeld erg groot.

Het klopt dus niet dat alleen artsen ervoor hebben gezorgd dat we nu gemiddeld 84 jaar worden. We zijn wel enorm goed geworden in het repareren wat kapot gaat.

De technieken die we hebben ontwikkeld, zijn ongelooflijk en maken mij trots als arts. We kunnen werkelijk heel veel schade herstellen. Maar daar besteden we wel 98 procent van ons budget aan – en slechts twee procent aan preventie.

Als je het zo bekijkt, moet je besluiten dat we eigenlijk geen gezondheidszorg hebben, maar een ziekenzorg.

IV. WAAR WE NAARTOE MOETEN

Covid was de schuld van de dokters!

In de lessen Frans in mijn atheneumjaren lazen we het toneelstuk *Le docteur Knock* van Jules Romains. Daar stond een zin in die ik mij nog altijd herinner: *'Tout homme bien portant, est un malade qui s'ignore.'* Iedereen die zich goed voelt, is eigenlijk ziek zonder hij het weet.

Inderdaad, iedereen is patiënt. Dat is de basis van onze ziekenzorg. Als je genoeg mensen kunt overtuigen dat ze ziek zijn, doe je ook aan klantenbinding.

In het toneelstuk gaat de oude huisarts van het dorp met pensioen en *le docteur* Knock, vers uit Parijs, neemt zijn plaats in. Hij begint over moderne wetenschap en preventie, maar op den duur is het hele dorp ziek, want bij iedereen vindt hij wel iets. En zo wordt *le docteur* Knock schatrijk – op het einde smijten ze hem wel buiten.

Als je iedereen in een risicomatrix steekt, zal iedereen wel iets hebben.

Onder de sterfgevallen door covid zijn mensen met obesitas oververtegenwoordigd. En het spreekt voor zich dat we de tijd niet hadden om alle zwaarlijvige Belgen bliksemsnel te doen vermageren. Een van de lessen is wel dat we meer nadruk moeten leggen op een *algemene* goede gezondheid.

Ik las daar echter ook een cynische conclusie over: de reden dat ons land in verhouding zoveel overlijdens had door covid, was net dat onze gezondheidszorg zo goed is. Daardoor hadden wij zo veel oudere mensen.

Allee, het was de schuld van alle dokters!

In Sub-Saharaans Afrika heb je inderdaad nauwelijks covid. Er zijn geen woon-zorgcentra en de gemiddelde leeftijd ligt er veel lager. Maar laat ons wel wezen: dat is niet de oplossing.

De uitdagingen voor de gezondheidszorg

Wat met de gezondheidszorg na covid? Dat is verrassend eenvoudig: negentig procent van de uitdagingen zijn eigenlijk dezelfde als die van voor covid. Dat zijn een verouderende bevolking, te weinig zorgverstrekkers, enorme maar ook dure medische en technologische vooruitgang, *empowered patients*, onderbetaalde ziekenhuizen en budgettaire beperkingen.

Weinigen beseffen dat we het effect van de ouder wordende bevolking pas ten volle zullen voelen vanaf 2030. De 85-plussers worden stilaan de vierde leeftijd. Het is ook vooral in die groep dat je de zorgbehoeften ziet toenemen. Niet toevallig vielen in diezelfde groep de eerste én de meeste overlijdens wegens covid te betreuren.

Vandaag zit het aantal 85-plussers nog onder de driehonderdduizend. In 2045 zal ik ook 85 zijn en dan zijn we al met 650.000. De grote meerderheid van die groep zal minstens één chronische aandoening hebben en dus zorgbehoevend zijn. Dan vraag ik mij af: welke instelling zal mij de nodige zorg bieden? Waar en hoe zal ik leven? Wie zal voor mij zorgen?

Die laatste vraag is pertinenter dan je denkt. Al twintig jaar zorgen we er immers voor dat de instroom tot het beroep van arts gelimiteerd is. België heeft een relatief laag aantal actieve artsen in vergelijking met de meeste andere Europese landen en het duurt negen tot twaalf jaar om een huisarts of specialist op te leiden.

We houden heel strak vast aan een archaïsch en paternalistisch model, met rigide definities die praktisch uit de negentiende eeuw stammen. Daardoor is onze wendbaarheid quasi nihil en blijft iedereen in zijn silo zitten. Een

IV. WAAR WE NAARTOE MOETEN

voorbeeld? Recent nog, besliste de lobby van de vroedkundigen dat vroedkundigen geen verpleegkundige acties mogen uitvoeren. En vice versa. Daarmee bakenen ze hun professionele voorrechten af. Maar we leiden veel te veel vroedkundigen op in verhouding tot onze nataliteit. Die mensen mogen nu geen verpleegkundige acties meer uitvoeren, terwijl we net verpleegkundigen tekort hebben.

Wat zien we in andere landen? Hoogopgeleide verpleegkundigen kunnen daar perfect een aantal taken van artsen overnemen. Zij zijn *advanced nurse practitioners*. Daar zouden we naartoe moeten.

Het is zeer goed dat we screenen op darmkanker – dat heeft ook mij gered –, maar in ons land moet elke colonoscopie verplicht gebeuren door een dure gastro-enteroloog. In negen op de tien gevallen is er echter geen enkel probleem en kan een hoogopgeleide verpleegkundige perfect de plaats van die specialist innemen.

In het Verenigd Koninkrijk gebeurt dat al. Ze doen er met vijf verpleegkundigen tegelijk onderzoek, terwijl de gastro-enteroloog meekijkt. De meeste screeningonderzoeken zijn namelijk perfect normaal en dan hoeft de arts niet te interveniëren. Alleen vereist dat wel dat de arts iets van zijn privileges afstaat.

Zo kan ik tientallen voorbeelden geven.

Mensen die nu in het vak treden, hebben ook een andere beleving van de *work-life balance*. Bij de nieuwe lichting artsen vragen de meesten of ze vier vijfde kunnen werken, terwijl de standaard vroeger zes op zeven was. De jeugd zoekt een ander evenwicht – gelukkig maar. Dat brengt wel met zich mee dat we te weinig dokters zullen hebben, tenzij we meer artsen gaan opleiden.

Een derde grote uitdaging is de waanzinnige prijszetting van de meest recente geneesmiddelen. Dat is het verhaal van baby Pia, die een spuitje nodig had dat 1,9 miljoen euro kostte. Maar ook meer courante kankerbehandelingen en immuuntherapieën kosten snel tienduizend euro per maand. Je maakt daar een hele groep mensen echt beter mee, maar de kosten lopen enorm op.

Als je ziet wat er nog in de pipeline zit, weet je: met het huidige financieringsmodel zal dat niet lukken. We moeten naar een ander systeem. Een mogelijkheid is dat we de financiering van zulke behandelingen spreiden in de tijd.

Neem nu het nieuwe medicijn Luxturna, een gentherapie tegen aangeboren blindheid. Als je dat inspuit bij een kind, wordt het niet blind. Fantastisch. Alleen kost één flacon achthonderdduizend dollar. Dat is onbetaalbaar.

Maar wat als je nu zegt: zo'n baby heeft een levensverwachting van 85 jaar en we spreiden de betaling over die tijd? Vijfentachtig jaar blindheid kost de maatschappij allicht meer dan achthonderdduizend dollar. Of je verdeelt het risico: als het dure medicijn niet blijkt te werken, betaalt het bedrijf de kost terug.

Een vierde uitdaging is *patient empowerment*. De patiënt is namelijk flink veranderd en zit nu dikwijls graag mee aan het stuur als het over zijn behandeling gaat. Vroeger was de patiënt iemand die passief informatie ontving, nu gaat hij zelf googelen en raadpleegt hij allerlei bronnen. Dat is op zich niet erg, maar het kost artsen vaak veel moeite om foutieve informatie te weerleggen. Dat vergroot de belasting.

De laatste bedreiging voor onze gezondheidszorg is waar we het budget aan besteden. Slechts twee procent gaat naar preventie, maar tegelijk ligt zestig procent van de patiënten wel in het ziekenhuis ten gevolge van hun gedrag, zoals roken, een ongezond voedingspatroon of alcohol.

Als we erin slagen om die grote groep kleiner te maken via slimme preventie, dan maken we in een beweging geld vrij om dure innovaties te financieren. We moeten dus streven naar een beter evenwicht tussen gezondheid promoten en ziektes behandelen.

Al die uitdagingen voor de gezondheidszorg zullen er ook nog zijn na covid, alleen hebben ze nu het gezelschap gekregen van enkele nieuwe inzichten.

Een vermijdbaar businessmodel

Laat ons eens een wit blad nemen en even stilstaan bij welke soort gezondheidszorg we willen. Die vraag gaat niet over de structuur, maar over de kwaliteit. Welke kenmerken moet de zorg hebben?

Toegankelijkheid, kwaliteit en betaalbaarheid lijken mij evidenties.

Wat is nu de beste manier om daar te geraken? Dan denk ik aan een geïntegreerd model van curatie en preventie.

Eigenlijk is het huidige businessmodel achter de gezondheidszorg heel onlogisch. Zestig procent van onze zevenhonderd ziekenhuisbedden wordt ingenomen door patiënten die daar liggen om vermijdbare redenen. Ze hebben geen brute pech gehad, ze zijn niet geboren met slechte genen: zestig procent ligt daar om redenen die te maken hebben met gedrag, zoals roken, overgewicht, ongezonde voeding en een gebrek aan beweging. Beschavingsziekten zijn per definitie het gevolg van gedrag.

Daar zit een grote paradox in: de meeste aandoeningen zijn het gevolg van gedrag, maar toch besteden we slechts twee à drie procent van het budget voor de volksgezondheid aan maatregelen die ervoor moeten zorgen dat de bevolking zich gezonder gedraagt.

Daarmee komen we bij een van mijn idolen: Daniel Kahneman. Hij stelde zich in zijn boek *Thinking, Fast and Slow* de vraag hoe het komt dat mensen zo moeilijk hun gedrag veranderen.

Kahneman is een psycholoog die de Nobelprijs voor Economie heeft gewonnen met zijn ongelooflijk knappe onderzoek naar het gedrag van de Homo economicus. Anders dan economen graag geloven, heeft economisch gedrag niets te maken met wiskunde, maar is het puur te verklaren vanuit de sociale psychologie.

Kahneman onderzocht samen met Amos Tversky de zogezegde *biases* in menselijk gedrag. Waarom kopen en verhandelen mensen aandelen? Niet omdat ze een grondige kennis van het economisch landschap hebben, maar omdat ze *geloven* dat ze daarmee een goede zaak doen.

Allemaal denken we graag dat we rationeel beslissen – *slow* –, maar onze eerste manier van denken is *fast*, intuïtief en bijna instinctief. We geven dat alleen niet graag toe.

Wat heeft dat nu te maken met gedrag dat ons in het ziekenhuis doet belanden? Wel, het komt op hetzelfde neer: we maken onszelf heel veel wijs.

Ik ben longarts en ik heb al heel veel patiënten informatie gegeven over stoppen met roken. Maar het blijft aartsmoeilijk om mensen effectief te doen stoppen. Ze weten in hun trage brein dat roken ongezond is, maar toch blijven ze het doen onder invloed van het snellere 'genotsbrein'.

IV. WAAR WE NAARTOE MOETEN

Spoedarts Luc Beaucourt maakte faam met zijn slides van verongelukte mensen. Maar ondanks de horror van die beelden werkte zijn aanpak niet echt: er sterven nog altijd ontstellend veel mensen in het verkeer. Net zoals het niet werkt om rokers foto's van kapotte longen te tonen om hen ertoe aan te sporen geen sigaretten meer op te steken.

Wat je wel kunt doen, is slimme preventie op maat van de patiënt. Dankzij moderne monitoringtechnieken en DNA-analyse kunnen we soms akelig accurate voorspellingen doen: 'Beste meneer Janssens, als u, met de eigenschappen van uw lichaam en uw gedrag, blijft roken, dan zal dit gebeuren: u, meneer Janssens, ja u, zal met negentig procent zekerheid binnen de drie maanden een beroerte krijgen. Als u blijft roken. Denk daar toch eens over na, meneer Janssens.'

En dan is er ook *nudging*. Dat is het onbewust sturen van gedrag. Bijvoorbeeld: niet meer mogen roken op het vliegtuig en vervolgens op restaurant. En dan op café. En evenmin op het werk. En uiteindelijk zelfs niet meer aan de ingang van het kantoorgebouw waar je werkt. Al die kleine stapjes verhinderen dat roken een gewoonte is waar je simpelweg niet meer bij stilstaat: je moet al moeite doen om te blijven roken.

Nudging kun je op heel veel domeinen inzetten en soms is het resultaat heel plezant. Een van de meest sprekende voorbeelden komt uit het metrostation Odenplan in Stockholm. In haast alle metrostations ter wereld loopt er naast de roltrap een gewone trap, maar haast niemand gebruikt die. Maar in 2009 werd de gewone trap in Odenplan omgebouwd tot een groot keyboard: bij elke trede weerklonk een luide noot als je erop stapte. Door de trap te nemen kon je dus een melodietje produceren.

Gevolg: opeens namen veel meer mensen de trap. En andere steden namen het Zweedse voorbeeld over.

Met zo'n benadering denk ik dat we die zestig procent mensen met vermijdbare aandoeningen danig kunnen terugbrengen.

Weet ook dat een kleine groep mensen de grootste brok van het budget opslokt: tachtig procent van het budget gaat naar twintig procent van de patiënten, vijftig procent van het ganse budget gaat naar vijf procent van de populatie. Als we die groep kleiner maken, maken we snel veel geld vrij om de preventieve geneeskunde te financieren.

Herinner je je baby Pia nog? Zij lijdt aan SMA (Spinal Muscular Atrophy) Type 1, een zeldzame genetische spierziekte. Er bestaat een behandeling, waarbij één injectie volstaat, maar dat ene spuitje kost wel ontzettend veel geld: 1,9 miljoen euro. Door een massale steunactie slaagden de ouders van Pia er in 2019 in om hun kind die injectie toe te dienen. Iedereen was blij voor Pia en tegelijk voelde iedereen dat het wrong.

En de pipeline zit vol met dat soort medicamenten voor verrassend talrijke zeldzame ziekten. We kunnen die niet allemaal betalen, tenzij we de reguliere zorg doelmatiger maken en ons financieringsmodel wijzigen.

Kijk naar covid. Er waren gedurende de pandemie opvallende verschillende tussen Afrika en Europa. Ten eerste was er de factor leeftijd, die niets te maken heeft met individueel gedrag. Bij ons ligt de gemiddelde leeftijd op zestig jaar. Vooral oudere mensen werden het zwaarst ziek, dus lagen onze covidafdelingen vol met bejaarden. In equatoriaal Afrika bedraagt de gemiddelde leeftijd 35 à 40 jaar. Landen als Nigeria en Congo hebben een gigantische jonge bevolking. Daar werden veel minder mensen ziek of ze hadden covid zonder symptomen.

Een tweede factor was dat mensen in Afrika veel meer buiten leven – het was geen toeval dat er ook bij ons een forse daling optrad in de zomer.

Het derde verschil heeft te maken met preventie: het is aangetoond dat je bij een besmetting minder zwaar ziek werd naarmate je fysieke conditie beter en je BMI lager was. Landen met een lager gemiddeld BMI – die vinden we bijvoorbeeld in Afrika en ook in Azië – hadden beduidend 'betere' covidcijfers.

Wij moeten echt veel meer inzetten op preventie.

Ik ben er nogal een voorstander van dat onze gezondheidszorg evolueert naar een systeem dat meer dan vandaag gericht is op *population health* en dus iets minder op individuele gezondheid. Ik verlos mensen graag van hun problemen, maar we zouden nog meer aandacht moeten besteden aan *vermijden* dat mensen in het ziekenhuis terechtkomen. Dat is goed voor die mensen zelf, maar ook voor het businessmodel van de gezondheidszorg.

De parabel van de duizend heupen

Bij het Institute of Healthcare Improvement (IHI) in Boston maken ze graag gebruik van het trilemma: een vergelijking met drie variabelen en oneindig veel oplossingen.

Een voorbeeld: als je auto in panne staat, wil je dat hij goed gemaakt wordt, dat dat snel gebeurt en goedkoop is. En iedereen met een auto weet dat een goede en snelle reparatie duur is. Een snelle en goedkope reparatie is slecht. De drie samen bestaat niet.

In het geval van de gezondheidszorg zijn de drie variabelen:
1. Individuele patiëntenzorg
2. Volksgezondheid
3. Geld

Je moet een ideaal evenwicht vinden tussen die drie. En dat gaat dus niet. Je moet een keuze maken. Geen enkel land heeft de heilige graal gevonden, er bestaat geen wonderoplossing die overal werkt. Er zijn zo'n 195 landen in de wereld en dus 195 systemen om de gezondheidszorg te organiseren. In elk land gebeurt dat anders, ieder land heeft binnen het trilemma zijn eigen keuzes gemaakt.

Ons land heeft traditioneel gekozen voor een sterk ontwikkelde individuele patiëntenzorg voor een redelijk betaalbare prijs. De prijs die we daarvoor betalen, is een iets mindere *population health* of globale volksgezondheid. Dat zie je ook terug in de OESO-rapporten.

Andere landen leggen andere accenten. De Scandinavische landen en het Verenigd Koninkrijk spenderen bijvoorbeeld het dubbele aan preventie. De prijs die zij betalen, is dat de individuele patiëntenzorg onder druk komt te staan en er daardoor bijvoorbeeld meer wachtlijsten zijn. Anders dan in België staat daar niet op elke straathoek een CT-scanner.

Je krijgt waar je voor betaalt. Wij betalen onze zorgverstrekkers per medische actie: het systeem van de *fee for service*. Het fantastische voordeel daarvan is dat je inderdaad een goede service krijgt. Opnieuw ligt de focus daarbij op de individuele zorg: onze gezondheidszorg is enorm toegankelijk. Het gevolg daarvan is echter een relatief overaanbod aan ziekenhuizen en bedden. In deze

IV. WAAR WE NAARTOE MOETEN

covidtijden was dat wel een geluk bij een ongeluk – met het oog op toekomstige epidemieën moeten we niet te gretig bedden gaan weghalen.

We hoeven ons systeem zeker niet weg te gooien, maar waar ik wel een probleem mee heb, is dat we quasi niet betalen voor performantie of kwaliteit. Wij hopen vooral dat er door de vrije keuze competitie is en dat zorginstellingen daarom kwaliteit leveren. En ja, gemiddeld genomen is de kwaliteit van de zorg best goed, maar ze is niet de beste ter wereld, zoals al eens wordt beweerd.

Er zijn heel mooie voorbeelden die we zouden kunnen volgen en daarvoor hoeven we niet eens ver te kijken. In Nederland is er bijvoorbeeld het ziekenhuis Bernhoven, in het Noord-Brabantse Uden.

Nederland heeft een systeem met private zorgverzekeraars: de staat heeft de gezondheidszorg in handen gegeven van for-profit-bedrijven. Zij maken afspraken met zorgverstrekkers: 'Als ik ervoor zorg dat duizend van mijn aangesloten leden bij u, ziekenhuis X, een nieuwe heup laten plaatsen, aan welke prijs en tegen welke kwaliteit doet u dat dan?'

Dat is evenmin een ideaal systeem, maar het ziekenhuis van Bernhoven stapte naar de betalers en stelde een andere formule voor. Het gaat niet over heupen alleen, maar ik gebruik ze even als voorbeeld.

In plaats van te onderhandelen over volumes en stukprijzen zeiden ze bij Bernhoven: 'Weet je wat, bij ons moet je maar negenhonderd heupen betalen. Wij zullen ervoor zorgen dat er van die duizend heupen honderd niet nodig zijn. We zullen alleen nog de noodzakelijk bewezen doelmatige zorg leveren. De totale zorgprijs zal dus lager zijn. En bovendien zullen we ervoor zorgen dat die negenhonderd heupen beter gestoken zijn dan die duizend, met minder infecties en trombose en zo.'

Zo hebben ze een aantal zorgpaden onderhandeld. Op die manier zijn ze er in pakweg tien jaar tijd in geslaagd hun *volume* aan zorg met tien procent te reduceren, terwijl de zorg even goed bleef of zelfs van *hogere kwaliteit* was. En door de *shared profit* ging een deel van de winst naar het ziekenhuis.

Hier in België zou zo'n systeem heel moeilijk zijn, want er is maar één betaler – de overheid, uiteindelijk – en dus is er geen competitie tussen betalers. En bovenal: in ons betalingssysteem belonen we vooral volume. Al zou dat in de zeven universitaire ziekenhuizen wel kunnen lukken, want het inkomen van onze artsen is grotendeels onafhankelijk van het aantal prestaties dat ze leveren – in tegenstelling tot bij de algemene ziekenhuizen.

Dat is ook wat het ziekenhuis in Uden heeft gedaan: het loon van de artsen onafhankelijk maken van volume en het koppelen aan juiste, kwalitatieve zorg. Je kunt dat principe toepassen in elk specialisme.

Ik heb eens mijn stoute schoenen aangetrokken en de vorige minister van Volksgezondheid een systeem zoals in Bernhoven voorgesteld: 'Geef de universitaire ziekenhuizen voor vijf jaar hun huidige budget en laat ons een meer doelmatige en noodzakelijke zorg leveren met een hogere kwaliteit. En wat we zo in vijf jaar tijd hebben "bespaard", zullen we investeren in nieuwe technologie en innovatie.'

Het is er helaas niet van gekomen. Ondertussen zitten we wel al tien jaar in een besparingsmodus, maar dan met de methode van de kaasschaaf. Die kaasschaaf vergt niet veel moed en daarbij werkt ze ook averechts. Wat zie je wanneer de overheid het honorarium voor onderzoeken als echocardiografieën of longfunctietests verlaagt met een bepaald percentage? Dat het aantal onderzoeken gewoon stijgt.

Ik geloof wel in het voordeel van een *gedeeltelijke fee for service*. We zijn dat gewoon en patiënten willen dat ook. Dat systeem heeft wel degelijk zijn merites: goede service en korte wachttijden zijn evenzeer een element van kwaliteit. Dat is ook de reden waarom veel Nederlanders naar hier komen voor een nieuwe heup: bij ons krijg je die onmiddellijk.

Nederland heeft enkele zaken slim aangepakt, maar ze zijn niet hét gidsland. In Nederland wordt bij manier van spreken in jouw plaats beslist waar je een nieuwe heup zult krijgen. Daar komt een hele papierwinkel bij kijken en het kost ook nog eens een flinke lap geld aan overheadkosten.

Belgen horen het niet graag, maar op basis van objectieve outcomeparameters heeft Nederland wel een betere gezondheidszorg. Al is het verschil niet zodanig groot dat we ons systeem helemaal moeten omgooien naar het Nederlandse model. Wij hebben hier ook nog altijd heel goede artsen, verpleegkundigen en ziekenhuizen.

De realiteit is eerst en vooral dat we een nieuw evenwicht moeten vinden. 'Enerzijds' en 'anderzijds' vind ik gruwelijke woorden, maar de realiteit is nu eenmaal complex. Ik geloof niet in revolutie, maar we moeten de slinger wel weer meer naar het midden krijgen. We zien namelijk ook onthutsende inkomensverschillen tussen sommige artsen. Iedereen verdient graag zijn boterham en je mag beloond worden, maar van alle OESO-landen zijn sommige Belgische vrij gevestigde specialisten de best betaalde.

Is dat zinvol? Als puntje bij paaltje komt, blijft motivatie toch grotendeels intrinsiek. Iedereen heeft zich tijdens de covidcrisis ongelooflijk dubbel geplooid. We hebben nog eens onze job mogen doen, in een financieel onzekere situatie. Als je als zelfstandig arts in een klein ziekenhuis geen heupen meer kunt steken, dan zakt je inkomen. Toch hebben ook zij zich ingespannen en meegedraaid in allerlei andere taken. Ik blijf erbij: als je primaire motivatie niet intrinsiek is, houd je het niet vol als arts.

Onze remmende voorsprong

Af en toe spelen we hier in het UZ Brussel met het idee om eens te experimenteren. Je moet fouten durven maken, kijken of dingen werken of niet.

Ik zou het fantastisch vinden om te mogen zeggen: 'Mannen, we hebben voor vijf jaar ons budget, wat gaan we nu doen? En vooral: wat gaan we niet meer doen?'

Van sommige dingen vraag ik me af waarom we ze eigenlijk doen. Nu doen we heel veel omdat het geld opbrengt, maar hebben wij echt zo veel CT-scanners nodig? Zijn er dingen die we misschien niet meer hoeven te doen, waardoor we tijd en geld hebben om andere dingen te doen?

In de cardiologie vond er de jongste jaren een enorme revolutie plaats: we kunnen nu heel veel behandelen met minimaal invasieve technologie. Via de arm- en liesslagaders – de zogenaamde percutane weg – kunnen we nu met behulp van allerlei katheters en *devices* van alles doen aan het hart. We kunnen zo zelfs hartkleppen vervangen. Ongelooflijk is dat.

Normaal gezien is een openhartoperatie een erg belastende ingreep, zeker voor oudere mensen. Ze is niet zonder gevaar en nadien volgt er sowieso een zware revalidatie. Maar als je een hartklep vervangt via de percutane weg, is die ingreep in twee uur gedaan. Na een dag mag je alweer naar huis.

Dus waarom doen we nu voortaan niet elke vervanging van de hartkleppen via de lies? Omdat de klassieke ingreep flink wordt terugbetaald en de percutane hartklepoperatie via de lies niet – of slechts mondjesmaat. Een percutane ingreep kost zo'n tienduizend euro aan materiaal, maar de totale kost voor de overheid is een pak minder. En dan zwijg ik nog over het comfort en de veiligheid van de patiënt. Maar toch blijft ons land die percutane ingrepen rantsoeneren, in tegenstelling tot alle ons omringende landen.

Ik begrijp dat niet. Kijk hoeveel patiënten een hartklepoperatie nodig hebben – laten we zeggen duizend. Bij pakweg vijfhonderd van die mensen kunnen we de ingreep percutaan doen. Voilà, doe dat dan. De winst die je zo maakt, kun je hergebruiken voor andere, nieuwe technologieën. Maar om de een of andere reden lukt het niet om dat mogelijk te maken, zodat er ook geen geld vrijkomt om te investeren in innovatie. Tegelijk zitten we in de perverse situatie dat een klassieke hartoperatie ons nog altijd veel geld opbrengt. En dat mechanisme speelt in zowat elke specialiteit.

Dat is de wet van de remmende voorsprong.

Dat is ook een van de redenen waarom we er in dit land maar niet in slagen om een digitaal platform te creëren waartoe zowel huisartsen, apothekers, ziekenhuizen, thuisverplegers als de patiënt zelf toegang hebben. We hebben in het verleden namelijk allerlei aparte silosystemen ontwikkeld en aangekocht, die nu nauwelijks met elkaar blijken te praten.

Estland heeft daarentegen een waanzinnig knap IT-platform. Daarvóór hadden ze namelijk niets, alleen pen en papier. Toen Estland zich aansloot bij de Europese Unie, kreeg het een pak geld. Doordat het geen last had van de verlammende voorsprong, kon het één mooi systeem ontwikkelen terwijl wij blijven sukkelen met tientallen aparte systeempjes. Dat al die verschillende zorgactoren ook nog eens tot een andere politieke bevoegdheidsverdeling behoren, maakt de zaak niet eenvoudiger.

Daarbovenop komt de inertie van het beleid. De typische manier van besturen in België is via een ongelooflijk uitgebouwd overleg- en lobbysysteem. Alleen al binnen het RIZIV zijn er tientallen werkgroepen en commissies. Ons politieke systeem is als een lasagne met heel veel lagen. Op elke laag wordt er overlegd, maar daarin zitten wel telkens dezelfde spelers. Dat systeem is log en maakt het heel moeilijk om nieuw beleid te voeren.

Hoe goed is onze zorg? Wel, euh...

Ik wil je niet afschrikken, maar in een ziekenhuis belanden kan dodelijk aflopen.

Het Amerikaanse rapport *To Err Is Human: Building a Safer Health System* opende in 1999 heel wat ogen over medische blunders. De tekst was een schrikwekkende analyse van een hoop vermijdbare fouten, zoals een verkeerd been afzetten of de verkeerde – toxische – medicatie aan de verkeerde persoon geven.

Hospitalisatie zelf was de derde doodsoorzaak geworden in de VS. Er gebeurden zo veel systeemfouten dat het ziekenhuis een gevaarlijke plek was geworden. Per dag stierven meer dan vierhonderd patiënten in een Amerikaans

IV. WAAR WE NAARTOE MOETEN

ziekenhuis, puur door systeemfouten. Dat is alsof er iedere dag een volle jumbojet zou neerstorten. Reken maar dat er niet meer zou worden gevlogen tot de oorzaken van zo'n dagelijkse crash zouden zijn aangepakt. Maar in de ziekenhuissector werd dat stilzwijgend aanvaard.

Als reactie doken er organisaties op die de kwaliteit van de zorg onderzochten en ziekenhuizen een rapport gaven. Zo ontstond een systeem van accreditatie. De externe auditeurs lopen een week mee in een ziekenhuis en kijken hoe je werkt, met het oog op vermijdbare ellende. En ze vragen een berg documentatie over *policies and procedures* op.

In 2012 opperde toenmalig Vlaams minister van Welzijn Jo Vandeurzen dat het goed zou zijn dat alle Vlaamse ziekenhuizen zich zouden laten accrediteren. Sinds de zesde staatshervorming van 2011 was de Vlaamse regering namelijk bevoegd voor de erkenning en de kwaliteitsbewaking van de ziekenhuizen. Tot dan bestond er relatief weinig echt kwaliteitsbeleid en Vandeurzen wilde dat aanpakken – terecht.

Op dat moment bestond wel het zogenaamde systeemtoezicht voor een hele hoop technische vereisten. Dat was heel formalistisch: het was een administratieve oefening die niemand graag deed en die weinig toegevoegde waarde had.

Er groeide bij de Vlaamse ziekenhuizen ook een besef dat we moesten werken aan onze kwaliteit. En Vandeurzen gebruikte een trucje dat de ziekenhuizen de facto verplichtte om zich te laten accrediteren: wie dat deed, kreeg als beloning een vrijstelling voor het systeemtoezicht. Haast alle ziekenhuizen schreven er zich voor in.

Je laten accrediteren kon bij het Amerikaanse JCI (Joint Commission International) of het Nederlandse NIAZ

(Nederlands Instituut voor Accreditatie in de Zorg). Ons ziekenhuis koos voor het JCI.

Die accreditatie vergde een voorbereiding van drie jaar en eerlijk, die oefening heeft ons ongelooflijk veel deugd gedaan. We werden verplicht om al onze systemen en processen door te lichten en zo kwamen er allerlei dingen aan het licht waar we eigenlijk niet meer bij stilstonden. Een voorbeeld: in het ziekenhuis zijn er brandwerende deuren die ervoor moeten zorgen dat een eventuele brand zich niet kan verspreiden. Maar onder de branddeuren staken we wel een spie zodat ze openbleven, want dat was gemakkelijker. Zo stop je natuurlijk geen brand.

In 2017 haalden we onze accreditatie en dat was een gigantisch succes. We waren met vlag en wimpel geslaagd – al was iedereen ook blij dat het achter de rug was. Alleen geldt een accreditatie voor slechts drie jaar en de standaarden gaan elke keer omhoog.

In maart 2020 hadden we onze tweede accreditatievisite moeten doorlopen, maar door covid mochten de Amerikanen niet reizen. En wij hadden toen wel iets anders aan ons hoofd. Eigenlijk denk ik dat het JCI net wél had moeten komen kijken, want terwijl je onze eerste accreditatie-oefening nog kon beschouwen als het theoretische examen, was de aanpak van de coronacrisis onze praktische proef. Maar als ik in maart had gezegd dat het JCI weer zou langskomen, dan was er in het ziekenhuis een burgeroorlog uitgebroken. Dat kon er toen even niet meer bij.

Het JCI is ook erg Amerikaans, met heel veel regels en indekking, zeer defensief. Dat ging ons een beetje ver. Ik ging ook op zoek naar het bewijs van de zin van zo'n accreditatie. Was ooit al ergens aangetoond dat de uiteindelijke kwaliteit

IV. WAAR WE NAARTOE MOETEN

van de zorg verbetert na een accreditatie? Wel, dat harde bewijs is er niet. Laat het ziekenhuis nu net een omgeving zijn die heel evidencebased werkt: daar is zo'n onbewezen concept heel moeilijk te verkopen.

Daarbij kwam ook nog dat de kostprijs hoog lag. Toen minister Vandeurzen de ziekenhuizen verleidde om zich te laten accrediteren, had hij er wijselijk niet bij verteld dat die audits op hun eigen kosten zouden plaatsvinden. Zo'n audit bleek wel al snel een half miljoen euro te kosten, met een indirecte kost die nog een pak hoger lag.

Met die twee punten in gedachten stapte ik in december 2020 naar onze raad van bestuur en stelde ik voor om te stoppen met het accreditatieproces van het JCI. De ziekenhuisgroep Gasthuiszusters Antwerpen en het UZ Gent, die een certificaat van het NIAZ hadden behaald, hadden dat ook al beslist. Via via wist ik dat heel wat andere ziekenhuizen zouden volgen. En almaar meer dominosteentjes vallen nu inderdaad om.

De vraag is wat er in de plaats zal komen, want de ambtenaren die vroeger het systeemtoezicht deden, waren er niet meer. Vlaanderen zal nu zelf een alternatief moeten organiseren of dat moeten overlaten aan de sector zelf.

Dat we uit de accreditatie stapten, betekent helemaal niet dat we de kwaliteit hebben opgegeven. Ik ben voor een toenemende transparantie, waarbij we een aantal zorguitkomsten publiek bekendmaken. De Britse National Health Service doet dat bijvoorbeeld al. Zij geven open en bloot de resultaten van de zorg.

Dat is behoorlijk indrukwekkend. Op de website van de National Health Service zie je bijvoorbeeld dat er in Groot-Liverpool een vijftal ziekenhuizen zijn waar ze hartoperaties doen. Als je zo'n ziekenhuis aanklikt, zie je het team, met het algemene resultaat. Vervolgens kun je nog doorklikken en zie je het trackrecord per chirurg. *My God!*

In België kan dat vandaag gewoon niet. Ten eerste rust daar nog altijd een enorm taboe op en ten tweede hebben we die gegevens gewoon niet.

Nochtans zou ik er geen bezwaar tegen hebben om alles open en bloot te tonen. In Nederland hebben de topziekenhuizen al het initiatief genomen om hun medische *outcomes* te vergelijken. Helaas heeft België een ons-kent-onscircuit en werken wij vooral op basis van reputatie. Dikwijls valt die reputatie heel terecht samen met een excellente zorgkwaliteit, maar soms ook niet.

En eigenlijk weten we dat niet, want we meten het (nog) niet (genoeg).

Een gezonde financiering voor de beste zorg

Een betere verloning, betere arbeidsvoorwaarden en meer personeel voor de hele zorgende sector: hoe kan je dit laten rijmen met de stijgende overheidstekorten? Is het tijd voor een nieuw sociaal contract? Voor een nieuw financieringssysteem van ziekenhuizen? Voor een koerswijziging in de gezondheidszorg?

Covid heeft ons met de neus op de feiten gedrukt: onze persoonlijke gezondheid is kwetsbaar en als we met veel mensen tegelijk ziek worden, valt de hele samenleving stil. Het zou leuk zijn mochten we nu met z'n allen gebruikmaken van dat bewustzijn over de cruciale rol van

IV. WAAR WE NAARTOE MOETEN

gezondheid, niet alleen in ons persoonlijke leven, maar ook in de maatschappij en de wereld.

Sommigen zetten gezondheid af tegen economie. Dat is een absurde antithese. Zonder volksgezondheid heb je geen economie. Omgekeerd heb je een goeie economie nodig om de gezondheidszorg te financieren. Er is dus een connectie, maar dat is geen een-op-eenrelatie en zeker geen *zero sum game*.

Het besef dringt door dat er een sterk sociaal vangnet nodig is om de volksgezondheid te garanderen en dus ook de maatschappij draaiende te houden. In een systeem zoals in de VS, waar een derde van de mensen niet verzekerd is, heb je ellendige publieke gezondheidscijfers. Van alle ontwikkelde landen tekenen de VS de laagste levensverwachting en hoogste kindersterftecijfers op.

De VS zijn op dat vlak heel merkwaardig. Het bnp is doorgaans een betrouwbare graadmeter voor de volksgezondheid, behalve in de VS. Zij geven van alle landen het meeste uit aan gezondheidszorg, maar liefst zeventien procent van het bnp, en toch laten ze heel slechte cijfers optekenen.

Cuba daarentegen geeft per hoofd veel minder uit, maar heeft wel een hogere levensverwachting dan de VS. Ze hebben een heel performante gezondheidszorg. Waarom? Net omdat ze geen geld hebben. Ze doen daarom aan massale preventie, want dat kost niets.

De Cubaanse kindersterfte ligt tien keer lager dan de Amerikaanse. Iedere zwangere vrouw wordt er elke maand door drie mensen thuis bezocht: een vroedvrouw, een sociaal werker en iemand van de overheid. Haar bloeddruk wordt genomen, er volgt een urinetest en de vrouw krijgt de vraag of ze genoeg eet en drinkt. Dat kost haast niets, maar wanneer er mogelijk iets fout kan lopen, komt dat heel snel aan het licht en wordt er ingegrepen.

In de VS bestaat zo'n systeem niet. Ze hebben er ongelooflijk goede ziekenhuizen, maar die zijn slechts toegankelijk voor een beperkt publiek. Sommige vrouwen gaan er naar de beste ziekenhuizen ter wereld om voor vijfduizend dollar hun bloeddruk te laten nemen, maar de vrouwen die het grootste risico lopen, zien niemand. Vandaar dat ze er zulke hoge kindersterftecijfers hebben.

Terwijl Cuba inzet op meer preventieve gezondheidszorg dicht bij mensen – omdat ze niets anders hebben –, doen de VS net het tegenovergestelde: alleen de rijksten krijgen er topzorg.

Barack Obama heeft dat een beetje willen hervormen, maar hij werd zelfs binnen zijn eigen partij uitgescholden voor communist. Voor alle duidelijkheid: ik ben geen communist en ik ben geen VS-hater. Maar waarom combineren wij niet *the best of both worlds*?

De covidcrisis heeft aangetoond dat een stevige sociale zekerheid iets is dat we moeten koesteren. Een onderdeel van dat sociale vangnet is een robuuste gezondheidszorg. Die twee hangen samen. We moeten de sterke basis behouden van verzekerbaarheid en toegang.

Maar hoe financier je dat?

Wij zitten officieel in een Bismarckiaans systeem: onze sociale zekerheid is een soort verzekering die wordt betaald met premies van werkgevers en werknemers. Dat budget wordt aangevuld met publiek geld vanuit de btw-inkomsten. De facto hebben we dus een gemengd systeem.

Het Verenigd Koninkrijk heeft een ander systeem: daar wordt de NHS voor honderd procent betaald met belastinggeld. In Denemarken is het net zo. Het concept blijft gelijkaardig: zo veel mogelijk schouders dragen samen de lasten. Voor Amerikanen is dat pure horror.

Voor de financiering van de gezondheidszorg denk ik dat we kunnen blijven bij onze mix van Bismarck en belastinggeld. En ik denk dat je dat federaal moet blijven aansturen.

We moeten vervolgens goed afspreken wat we willen bereiken. En daar maak je dan geld voor vrij. We willen onze gezondheidszorg toegankelijk voor iedereen, kwaliteitsvol én betaalbaar houden. Om dat trilemma op te lossen, moeten we zo nuchter mogelijk naar de cijfers kijken.

Welke modellen in de wereld zijn het meest performant? Niet ons huidige model van *fee for service*, want daarmee stimuleer je vooral het *aantal* medische acties. Dat is niet goed voor doelmatige zorg.

De gemengde modellen lijken *the best of both worlds*. Je bekijkt bijvoorbeeld hoeveel het gemiddeld kost om een appendicitis te behandelen. Zo kun je dan een vaste prijs bepalen en ieder ziekenhuis krijgt die som. De eerste stappen naar zo'n enveloppefinanciering zijn zelfs al gezet, meer bepaald in de laagvariabele zorg.

Toch werken we vandaag nog grotendeels anders. Je laat een echografie nemen? Dat is cash voor de radioloog. Een bloedafname? Alweer cash, maar voor een andere dienst. Bij elke stap in het proces wordt er gecasht, zodat de eindfactuur een mikmak van tientallen budgetten is. Terwijl je zoiets perfect kunt standaardiseren in bundels.

Het risico van *bundled payments* is wel dat je dan te *weinig* doet. Het ziekenhuis slaat bijvoorbeeld de bloedafname over, maar krijgt wel nog altijd het volledige afgesproken bedrag, waardoor het eigenlijk de winst in eigen zak steekt. Mogelijk mis je dan wel belangrijke, onverwachte informatie in het bloed van de patiënt. Net daarom moet je een goeie mix hebben tussen een vast en een variabel deel van de kostprijs. Artsen en verpleegkundigen mogen ook extra worden beloond om 's nachts een spoedoperatie uit te voeren of om een snellere service te bieden. Ook dat is een element van kwaliteit.

Je kunt ten slotte een deel van de fee laten afhangen van de kwaliteit die je levert. Doe je je werk uitmuntend als ziekenhuis, als medisch team of als arts? Dan krijg je ook meer geld.

Dat is het model van gemengde financiering dat ik voor ogen heb, met daarbij een beloning voor zorgmedewerkers en instellingen die bewezen kwaliteit leveren.

Maar dat is niet alleen mijn mening. In enkele spontaan gegroeide denktanks en werkgroepen waarin stakeholders van allerlei gezindten en achtergronden zitten, bestaat een grote eensgezindheid over die algemene visie. Over de technische uitwerking van zo'n systeem moet natuurlijk nog flink worden nagedacht, maar ik ben ervan overtuigd dat er een groot draagvlak voor bestaat.

De modellen liggen klaar, maar het overleg verloopt allicht weer heel Belgisch. Het wordt dus waarschijnlijk een overlegcompromis, waarover iedereen een beetje tevreden kan zijn.

Of zal het deze keer anders zijn? Ik hoop het, want ik ben en blijf een optimist.

LESSEN VOOR DE TOEKOMST

V

V. LESSEN VOOR DE TOEKOMST

Gewaarschuwd, maar niet voorbereid

Wat hebben we nodig als er een nieuwe pandemie uitbreekt?

Ten eerste: leadership. De *virtù* en het lef van Machiavelli, zou Tinneke Beeckman zeggen.

Je hebt mensen nodig die beslissingen durven te nemen en die tegelijk ook de eerlijkheid en menselijkheid hebben om fouten te erkennen. Dat heb ik tijdens de covidcrisis gemist. Waarom kunnen politici zo moeilijk toegeven: 'Ik heb me vergist'? Je hoort ministers veel te weinig zeggen: 'We hebben ons best gedaan, maar we hebben ook fouten gemaakt. We zullen daaruit leren en we gaan dat geen twee keer doen.'

Liever houden ze vast aan de mantra: 'Het is beslist, we kunnen niet meer terug.' Dat is het verhaal van de tube tandpasta.

Het is nochtans des mensen dat je je vergist en ik denk dat heel veel mensen er begrip voor zouden hebben als je een vergissing toegeeft. Als je vastzit in een ideologische kijk, is het inderdaad heel moeilijk om fouten te erkennen. Maar je kunt ook zeggen dat er geen simpele oplossingen zijn voor complexe problemen, waarop je uitlegt waarom je toch een bepaalde keuze hebt gemaakt. Dát is leiderschap.

Het tweede dat we nodig hebben: een plan dat klaarligt. Want dit hele verhaal was al in oktober 2007 voorspeld. Chinese wetenschappers waarschuwden binnen de American Society of Microbiology dat we moesten klaarstaan voor een nieuwe variant van SARS. Zij verwezen expliciet naar vleermuizen en de gewoonte om exotische dieren op te eten. 'Dat is een tijdbom,' schreven ze griezelig accuraat.

We waren dus gewaarschuwd voor een pandemie, maar waren we er ook op voorbereid?

Je moet het antwoord bekijken op drie niveaus. Eerst is er het macroniveau van de individuele staten en de Europese Unie. Dan is er het mesoniveau van het gezondheidszorgsysteem. Ten slotte is er het microniveau van de individuele patiënten.

Wel, op geen enkel niveau waren we voorbereid op wat ons is overkomen. Geen enkel land was hier klaar voor, zelfs niet de Zuidoost-Aziatische landen die toch al enige ervaring hebben met epidemieën.

Nu is SARS-CoV-2 wel een beestje van uitzonderlijk kaliber. Doorgaans is een virus ofwel heel ernstig, maar heeft het een lage besmettelijkheid, zoals ebola. Ofwel is het minder ernstig, maar heel besmettelijk, zoals een gewone verkoudheid. Het nieuwe coronavirus was beide: ernstiger dan de griep en ook nog eens besmettelijker.

Iedereen wist dat zoiets mogelijk was. In de lijstjes van potentiële dreigingen stond een pandemische influenza met stip genoteerd. Men ging er dus van uit dat er vroeg of laat een uitbraak zou zijn van een besmettelijke ziekte met een grote impact.

We wisten dat, maar in de feiten waren we er niet op voorbereid.

Meer zelfs: in plaats van in februari 2020 de noodtoestand af te kondigen gingen honderdduizenden Belgen gewoon skiën in de Alpen.

Nochtans passeert er elke vijftig tot honderd jaar zo'n virus. Mijn grootvader heeft de Spaanse griep van 1919 nog meegemaakt. Het gekke is: als je de foto's en regels van toen bekijkt, zie je identiek hetzelfde als vandaag. Honderd jaar geleden

V. LESSEN VOOR DE TOEKOMST

hanteerden ze precies dezelfde vuistregels: afstand houden, mondmaskers dragen en samenscholingen vermijden.

Die regels zijn uit het collectief geheugen verdwenen, behalve in Zuidoost-Azië, waar ze na de Spaans griep mondmaskers zijn blijven dragen. Iedereen lacht altijd met Chinese toeristen die op de Grote Markt verschijnen met hun mondmaskers, maar eigenlijk is dat een goede gewoonte.

Ook in de aanpak van covid hechtten landen in Zuidoost-Azië traditioneel meer belang aan *population health* dan aan individuele vrijheid. Ze gingen er sneller naar een harde lockdown, terwijl het in Europa vaak half en half was. Australië en Nieuw-Zeeland speelden eveneens kort op de bal en bleven door hun doortastende beleid lange tijd covidvrij. Zodra er ergens een uitbraak was, legden ze lokaal alles stil.

In Europa waren we er helemaal niet klaar voor. Herinner je je de strategische stock van mondmaskers? Minister van Volksgezondheid Maggie De Block had die laten vernietigen zonder de mondmaskers te vervangen. Hallucinant. Maar zij zei: 'Het is wat het is.'

Toen de curve in Europa steil omhoogschoot, zag je ook de totale afwezigheid van de Europese Unie. Vooral ook door de oude protectionistische reflexen van de lidstaten. Alles wat we de voorbije decennia hadden opgebouwd, werd teruggedraaid. De grenzen gingen dicht, het was opnieuw ieder voor zich.

Ik vond dat verschrikkelijk. Dat was een enorme gemiste kans. Waarom grepen onze politieke leiders niet de kans om een Europees plan op te stellen?

In plaats daarvan kropen ze allemaal onder een steen. Europa toonde geen greintje leiderschap, maar heeft daar door haar constructie ook zelf voor gezorgd. We hebben zes maanden moeten wachten op enige reactie vanuit de Europese Unie. Geld bijdrukken en obligaties opkopen waren prima, maar dat is niet de strategische visie op gezondheid waar veel mensen op zaten te wachten.

De Europese Unie heeft ook de kans gemist om de solidariteit te laten spelen. Noord-Italië en Spanje werden tijdens hun zwaarste momenten aan hun lot overgelaten. Gelukkig was er tussen de Benelux, Frankrijk en Duitsland wel wat grensoverschrijdende hulp en patiëntentransfert.

Niemand was er klaar voor, op geen enkel niveau. Het gezondheidszorgsysteem ook niet. Op mesoniveau waren we op papier klaar, maar niet echt.

Na de eerste SARS-epidemie van 2002 hadden we bij het UZ Brussel nochtans onze draaiboeken opgesteld. Er was een griepnoodplan. Na de terreuraanslagen van 2016 werkten we een generiek noodplan uit. Ook voor een black-out hadden we een draaiboek.

Maar dat is nog iets anders dan *the real thing*. Wij hadden er bijvoorbeeld niet aan gedacht om zelf een minimale stock van test- en beschermingsmateriaal aan te houden. Een permanente stock kost nu eenmaal geld. Nu gaan we toch een strategische stock voor drie maanden aanleggen.

In vredestijd is het ook heel moeilijk om een leger te managen dat 24/7 klaar moet staan om op alle mogelijke calamiteiten te reageren. Hoe hou je die mensen bezig wanneer er niets gebeurt?

Ook op microniveau waren we als individuen niet voorbereid. We hebben ons allemaal heel snel moeten heruitvinden en reorganiseren. Dat is maar logisch: je kunt niet verwachten dat iedereen thuis een noodplan heeft

V. LESSEN VOOR DE TOEKOMST

klaarliggen om vlotjes over te schakelen op thuiswerk of in quarantaine te gaan.

Covid heeft ons flink wakker geschud.

Ik ben blij dat landen overal ter wereld nu eindelijk beseffen dat pandemieën heel waarschijnlijk zijn en een erg grote impact hebben.

'Gouverner, c'est prévoir,' wisten ze al in de negentiende eeuw.

Het grote risico op een nieuwe pandemie betekent dat we onmiddellijk de noodtoestand moeten kunnen afkondigen. Ik zou heel graag hebben dat ook ons land die mogelijkheid heeft en dat er dan even niet wordt gezanikt over individuele vrijheid. Als de boel nog eens ontploft, moeten we niet over een noodplan zitten te discussiëren op het moment dat we dat noodplan volop moeten uitrollen.

We moeten die noodwet vormgeven binnen onze parlementaire democratie, zonder een politiestaat te creëren. Je kunt op voorhand perfect afspreken wat je definieert als een noodtoestand – en dat is geen risicomatch tussen Antwerp en Club Brugge. Wanneer we in crisisomstandigheden belanden, activeert het federale parlement de noodwet en schakelt het land heel snel over naar een uitzonderingssituatie. De aandrijflijn moet op het federale niveau komen te liggen, waar er *lean and mean* wordt beslist.

Als er een noodplan in de schuif ligt, heb je maar op de knop te duwen om het in gang te steken. De tactische zetten die je moet ondernemen, horen daarin te staan, net als de operationele stappen die je daarvoor moet nemen. Daarbij moet je wel een zekere marge inbouwen om voldoende wendbaarheid te waarborgen, want geen enkel virus is hetzelfde.

Ook ziekenhuizen moeten een plan hebben om binnen de 48 uur op te schalen. Alles moet erop gericht zijn om massale sterfte en een overrompeling van het systeem te vermijden. En we moeten durven na te denken over alternatieven. Gaan we er zoals het VK van uit dat we de komende jaren nog opstoten zullen kennen van covidvarianten en creëren en reserveren we dus extra IC-capaciteit?

Ervaringen om mee te nemen

Tijdens covid heb ik vooral lessen getrokken op het vlak van peoplemanagement. Ik heb gezien dat een duidelijke *purpose* een enorm mobiliserende energie kan voortbrengen.

De jongste decennia besteden managementopleidingen heel veel aandacht aan *purpose*. Dat is de fameuze *why* die iedere organisatie zou moeten drijven en die Simon Sinek mooi verwoordde in zijn inside-outtheorie. Dat leken mij lange tijd enigszins holle woorden, maar tijdens de covidcrisis heb ik gezien dat het werkt. Een ziekenhuis is een typisch voorbeeld van een complex adaptief systeem, maar in enkele dagen tijd evolueerden we naar een *single purpose organisation*.

Een duidelijke *purpose* zorgt ervoor dat mensen een grote *agility* tonen en bereid zijn hun comfortzone te verlaten. Samen kunnen ze solidair tegen één vijand vechten. Ik heb ook ingezien dat er in ons ziekenhuis een indrukwekkende hoeveelheid onopgemerkte kwaliteit aanwezig is.

De voordelen van digitalisering, zowel voor thuiswerk als teleconsultaties, liggen voor de hand. De covidcrisis was daarvoor een enorme hefboom. Zonder enige twijfel wordt thuiswerk een blijver – althans gedeeltelijk voor de meeste mensen.

Dan was er ook nog de fenomenale snelheid waarmee ingenieurs van de VUB enkele innovaties ontwikkelden, zoals de respiratoren met ruitenwissermotors en snorkelmaskers. Ook het zelflerende AI-algoritme dat covidgevallen kon herkennen op CT-scans, blijf ik indrukwekkend vinden.

En wees gerust, ook onze fouten vergeet ik niet. Na de eerste lockdown stelden we ons de vraag: wat hebben we goed gedaan én wat deden we fout? Zo was onze reactie op mini-uitbraken op bepaalde diensten te laks. We namen ze niet snel genoeg ernstig. Daar waren verzachtende omstandigheden voor, maar we hadden ons wel vergist en zowel patiënten als personeel raakten besmet. Ook mijn dochter, die hier toen stage liep, is zo besmet geraakt.

Tijdens de tweede golf deden we daarom aan onmiddellijke bronopsporing. Zo ontdekten we twee belangrijke bronnen voor die mini-uitbraken: het bezoek en studenten die stage liepen. Dus hebben wij alle bezoek stopgezet nog voor dat verplicht werd. Dat was geen gemakkelijke beslissing, zoiets doe je niet voor je plezier, maar de beslissing was wel duidelijk. We hadden onze eerdere fouten erkend en eruit geleerd.

Dankzij covid ontdekten we ook dat we onze organisatie voor de crisis erg complex hadden gemaakt. Toen het virus toesloeg, haalden we de experts naar het directiecomité en organiseerden we daaronder vijf werkgroepen in plaats van de 57 silo's van vroeger.

Dat was onze modus operandi tijdens de crisis, maar als het van mij afhing, werkten we altijd zo. Ook in niet-crisistijd mag je een eenvoudiger beslissingsstructuur invoeren.

Ik besef dat er tussen droom en daad heel veel praktische bezwaren staan, maar toch blijf ik hardnekkig dromen.

Ambitieus optimisme

Beslissen is niet altijd gemakkelijk. Altijd moet je een keuze maken en nooit kun je alles doen voor iedereen. Strategie is ook en vooral beslissen wat je niet gaat doen. Al zeker in tijden van crisis moet je kiezen. Je moet een beslissing nemen en wel snel. Tegelijk moet je nederig en slim genoeg zijn om de fouten die je onvermijdelijk maakt, te herstellen.

Complexe problemen hebben helaas nooit één eenvoudige, zaligmakende oplossing. Zodra je op een trilemma botst, moet je een keuze maken en een beslissing nemen. Je kunt niet alles willen: het is een illusie om een defecte wagen én snel én goed én goedkoop te laten herstellen. Maatschappelijke problemen zijn nog zo veel groter, wat de keuzes nog moeilijker maakt.

Ik ken geen enkel reëel maatschappelijk vraagstuk dat je met een snelle shortcut kunt oplossen. De enige manier waarop dat wel lukt, is wanneer je de feiten verlaat en overstapt op ideologie. Maar ik probeer me zoveel mogelijk te baseren op de weinige wetmatigheden, zekerheden en feiten die er zijn.

Dat is soms moeilijk te verkopen in een democratisch systeem. Politici worden voor een heel korte periode verkozen en ze worden geacht alle problemen op te lossen voor de volgende verkiezingen. Daarom verwondert het

V. LESSEN VOOR DE TOEKOMST

mij niet dat velen zich laten verleiden tot ideologische oplossingen. Tot uitroepen als 'Alle migranten buiten!' of 'Alle migranten binnen!'

In de Verenigde Staten en het Verenigd Koninkrijk heeft de zeer recente geschiedenis aangetoond dat ideologisch getinte, simpele oplossingen goed bekken. Je kunt daar een massa mee mobiliseren. Maar heeft de muur van Donald Trump het Amerikaanse migratieprobleem opgelost? Niet echt.

De vaststelling blijft wel dat een democratisch bestel een heel moeilijk forum is om complexe problemen aan te pakken.

Is een technocratie dan beter? Is dat een goede oplossing? Ik denk het niet. Tenzij voor heel korte, heel concrete vraagstukken. In Italië hebben ze na de financiële crisis een technocratenregering gevormd. De reden daarvoor luidde dat de financiële wereld complex was – en al zeker in Italië.

Beeld je in dat de Derde Wereldoorlog uitbreekt. Dan heb je op een bepaald moment een oorlogskabinet nodig dat zich focust op het ene – zij het grote – probleem dat zich voordoet.

De vraagstukken van deze tijd zijn echter een stuk complexer en houden niet op een bepaald moment op. Denk aan het energievraagstuk of het klimaat. Het is verstandig wanneer een regering zich daarover laat adviseren door wetenschappers, maar het blijft wel aan democratisch verkozen politici om dat advies na een parlementair debat te vertalen in maatschappelijke beslissingen.

Waar ik vooral naar verlang, is dat politici en zeker de Belgische de middelmatigheid wat meer achter zich laten en wat vaker ambitie durven te tonen. De lat hoog leggen kan namelijk een sterk mobiliserend effect hebben, denk maar aan de vaccins tegen corona.

Met Big Pharma heb ik een heel dubbele relatie. Ik kijk soms met afschuw naar de hebzucht in die sector. Je kunt er gemakkelijk heel veel lelijks over zeggen, maar ik neem wel mijn hoed af voor de snelheid waarmee de vaccins ontwikkeld, geproduceerd en verdeeld zijn. In minder dan een jaar tijd hadden we vaccins die werkten en beschikbaar waren – ook al bleven ze soms lang in een diepvriezer zitten.

Eigenlijk waren dat publiek-private samenwerkingen ten behoeve van de mensheid. Dat kán dus.

Als wetenschapsoptimist volg ik de werken van Steven Pinker en Hans Rosling nogal. Die laatste was een Zweeds statisticus die dynamische grafieken maakte die fantastisch goed in elkaar zaten. Hij toonde bijvoorbeeld heel mooi het verband aan tussen het gemiddelde inkomen en de levensverwachting. Hij zette tweehonderd bolletjes – elk bolletje was een land – op een grafiek en toonde hoe die zich gedurende de laatste tweehonderd jaar verplaatst hadden. En hop, in een oogopslag begrijp je wat rijkdom is.

Net als Steven Pinker was Rosling een wetenschapsoptimist. Uit zijn onderzoek bleek dat we het steeds beter hebben, terwijl je het omgekeerde denkt als je Twitter bekijkt. Kindersterfte, werkloosheid, armoede, het aantal oorlogen: die zijn allemaal spectaculair verminderd. Op dat vlak gaat het de goede richting uit met de mensheid.

Alleen ben ik er zelf niet van overtuigd dat het de goede kant uitgaat met het milieu. Er wordt nog te veel over gebakkeleid of de diagnose wel juist is, maar op een bepaald moment kun je er niet meer omheen dat het klimaat verandert. Als wetenschapsoptimist ben ik er wel van overtuigd dat we dat aankunnen.

V. LESSEN VOOR DE TOEKOMST

Ik volg de wetenschappelijke overzichtsliteratuur en ik zie dat dingen heel snel kunnen evolueren. Op het vlak van kernfusie bijvoorbeeld wordt nu toch serieuze vooruitgang gemaakt. Ook waterstoftechnologie is veelbelovend.

Ik ben niet helemaal overtuigd van ons huidige concept van elektrische wagens, maar ze lijken me wel zinvol als ze hun energie halen uit duurzame en niet-vervuilende energiebronnen. Met niet-vervuilende bronnen die het liefst geen CO_2 produceren en grotendeels hernieuwbaar zijn, kunnen we waterstof produceren om een elektrische motor aan te drijven.

Dus ja, ik geloof nogal in optimisme, al moet je eerst wel de juiste diagnose stellen. Dat is ook waarom het zo moeilijk is om het systeem van onze gezondheidszorg te veranderen. De juiste diagnose herkennen en erkennen blijft uit.

Ik hoop daarom dat meer mensen zullen blijven vragen waarom we het zo en niet anders doen. Geloof me, die vraag kan tot heel boeiende resultaten leiden.

EPILOOG

Op dinsdag 22 maart 2016, ondertussen ook al vijf jaar geleden, zat ik 's ochtends vroeg in een meeting toen ik een bericht kreeg van onze dochter Laura, die op de luchthaven werkte: 'Ik ben thuis!'

Ik dacht: wat zegt ze nu? Is ze op stap geweest? Ik bleef in de vergadering zitten, ik wist van niets.

Een halfuur later kreeg ik een bericht van mijn echtgenote: 'Julie zat niet op die metro!'

Dat ging over een andere dochter, die elke dag de metro nam naar Campus Etterbeek van de VUB.

Ik wist nog altijd van niets en dacht: *what the fuck?*

Ik verliet de vergaderzaal en zag de twee secretaresses samen naar een computerscherm staren. Ze volgden het nieuws. En ze zagen allebei lijkbleek. 'Een terreuraanslag!' zeiden ze.

Een seconde later stond het hoofd van de spoeddienst in mijn bureau. Hij vertelde dat er een aanslag was gepleegd in Zaventem met tientallen doden en honderden gewonden. Een uur nadien was er ook in metrostation Maalbeek een bom ontploft. Het rampenplan was afgekondigd.

Meteen riepen we onze crisiscel samen. We legden het ziekenhuis stil en maakten enkele operatiezalen leeg. En in de loop van de dag stroomden de slachtoffers toe.

Tegelijk arriveerde hier een bataljon paracommando's om ons te beschermen, want ook ziekenhuizen waren mogelijke targets. De ene na de andere ambulance en legertruck reed onze campus op. De militairen waren duidelijk heel ongerust.

Brussel ging enkele dagen in lockdown. Toen was er ook bij ons sprake van iets wat op een noodtoestand leek.

Ik dacht: dat ik dit nog moet meemaken. Toen had ik nog geen flauw benul van wat ons in 2020 zou overvallen.

Enkele dagen na de aanslagen werd op de campus een bomalarm afgekondigd. Er was een rugzak gevonden die van niemand bleek te zijn. Drieduizend studenten werden onmiddellijk geëvacueerd en DOVO, de ontmijningsdienst van het leger, onderzocht het verdachte object.

Ik dacht nog: als ik een slimme terrorist was, zou ik ergens een rugzak laten liggen, duizenden mensen naar het verzamelpunt laten wandelen, mee aanschuiven en dan pas mijn bom tot ontploffing brengen. Iedereen dood!

Dat was vijf jaar geleden. Ik heb nu nog vijf jaar te gaan tot mijn pensioen en ik ben benieuwd wat er nog zal voorvallen.

Ik hoop alleen dat we dan wél voorbereid zullen zijn.

Gent, België
info@borgerhoff-lamberigts.be
www.borgerhoff-lamberigts.be

Auteur
Marc Noppen

Redactie
Tim F. Van der Mensbrugghe

Eindredactie
Petra Van Caneghem

Uitgever
Brunhilde Borms

Coördinatie
Julie De Coninck & Joni Verhulst

Ontwerp
Jeroen Wille

Gedrukt in Europa

Eerste druk
Juni 2021

ISBN 9789463934367
NUR 740
D2021/11.089/105

© 2021, Borgerhoff & Lamberigts nv

Alle rechten voorbehouden. Niets uit deze uitgave mag worden verveelvoudigd, opgeslagen in een geautomatiseerd gegevensbestand of openbaar gemaakt in enige vorm of op enige wijze, zonder voorafgaande schriftelijke toestemming van de uitgever.